ねころんで
読め

JN005545

わかる
争・消毒・
滅菌

「実は知らない」が満載！消毒薬の入門書

消毒薬

浜松市感染症対策調整監 兼
浜松医療センター 感染症管理特別顧問

矢野 邦夫 著

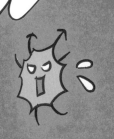

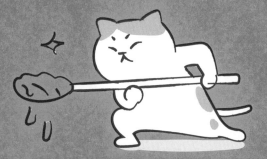

消毒

MC メディカ出版

はじめに

　消毒薬についての入門書はないものかと探したことがありますが、見つけることはできませんでした。私の探し方に問題があるかもしれませんが、すくなくとも、ねころんで読めるような消毒薬の本はないと思います。そこで、消毒薬の「入門書のなかの入門書」を執筆する決心をしました。

　病棟や外来で勤務している医師・看護師・薬剤師は「消毒薬」や「洗浄・消毒・滅菌」について疎いのではないでしょうか？　実際、臨床現場では「そこに消毒薬が準備されているから、それを使う」もしくは「そこに消毒や滅菌されている器材が準備されているから、それを使う」といった状況と思います。すなわち、「数ある消毒薬の中から、どうして、その消毒薬が準備されたのか？」や「いまから使用する医療器材がどのように洗浄・消毒・滅菌されたか？」というところがブラックボックスになっているのです。そのため、消毒薬や洗浄・消毒・滅菌の理解が不十分なまま、日常的な医療行為が行われているのです。

　消毒薬や洗浄・消毒・滅菌についての知識を持っていれば、適切な対応をとることができます。例えば、手術中に誤って落とした手術器具を「ポビドンヨードに漬ければよい」「生食ガーゼで表面を拭い取って、フラッシュ滅菌すればよい」などと執刀医に指示されたとしても、根拠を持って、その指示に従わなくて済みます。何かの微生物によるアウトブレイクが発生した場合、感染源や感染経路を追跡してゆくのですが、通常、滅菌済みや消毒済みの器材に目を向けることはありません。「洗浄・消毒・滅菌が完璧に行われた器材である」と信じてしまっているからです。臨床現場の医療従事者にとって、洗浄・消毒・滅菌の工程がブラックボックスとなっているから、そのように信じてしまうのです。しかし、正しい知識を持っていれば、その工程における不備に切り込むことができます。

　本書では第Ⅰ部に消毒薬、第Ⅱ部では洗浄・消毒・滅菌について解説しました。これらについて、本書が真の理解のための入門書になることを希望いたします。最後に、このような企画を提示していただいたメディカ出版の皆様に心から感謝の意を表したいと思います。

2024年2月吉日

浜松市感染症対策調整監 兼 浜松医療センター 感染症管理特別顧問

矢野邦夫

ねころんで
読める

消毒薬

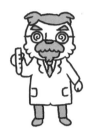

Contents

はじめに 3

第Ⅰ部 消毒薬

1. 消毒薬ワールド 8

2.「生体消毒薬」「非生体消毒薬」って何のこと？ 11

3. 消毒薬に高水準、中水準、低水準があるの？ 14

4. 消毒薬にも耐性菌が出現する？ 17

5. 消毒薬の仲間にはどんなものがある？ 22

① 高水準消毒薬の仲間 22

グルタラール（グルタルアルデヒド） 22

フタラール（オルトフタルアルデヒド） 27

過酢酸 32

過酸化水素 36

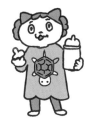

② 中水準消毒薬の仲間　41

エタノール（エチルアルコール）　41

ポビドンヨード　48

次亜塩素酸ナトリウム　56

ペルオキシ一硫酸水素カリウム　62

ジクロロイソシアヌル酸ナトリウム　66

酸性電解水（次亜塩素酸水）　70

③ 低水準消毒薬の仲間　80

クロルヘキシジングルコン酸塩　80

第四級アンモニウム化合物　86

オラネキシジングルコン酸塩　96

トリクロサン　102

6. 消毒薬の効果に影響を与える8つの要因とは　106

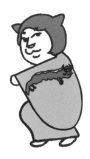

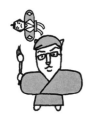

第Ⅱ部　洗浄・消毒・滅菌

1.洗浄・消毒・滅菌について教えて！　120

① 洗浄・消毒・滅菌って何だ？　120

② 政治家のように「洗い流す」？　125

③「無菌性保証レベル」は何を保証してくれる？　129

④「Spauldingの分類」って、聞いたことあるぞ！　133

2.洗浄・消毒・滅菌に関連して知っておくべきことは？　138

① プレポストバキューム式高圧蒸気滅菌器に詳しくなろう！　138

② フラッシュ滅菌器を頻用していいの？　146

③ 過酸化水素低温ガスプラズマ滅菌器って何？　152

④ ウォッシャーディスインフェクターは便利だ！　159

⑤ 滅菌インジケータは奥深い！　164

参考図書・文献　173

著者略歴　174

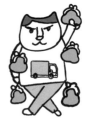

消毒薬

1. 消毒薬ワールド

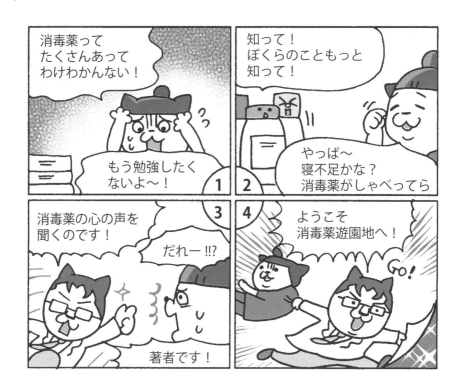

知っているようで知らない消毒薬

　消毒薬は日常的に使用されています。医療機関のみならず、一般家庭においても使用されています。それにもかかわらず、消毒薬についての正しい知識を持っている人は数少ないと思います。

　新型コロナウイルス感染症のパンデミック初期に、アルコール消毒薬が

一時的に薬局やスーパーから消えたことがあります。これは、アルコール消毒薬の重要性が多くの人々によって理解されたからと思います。しかし、同時に、不適切な利用法がなされることもありました。例えば、消毒薬を日常的に空気中に噴霧するといった行為です。CDC（centers for disease control and prevention、疾病管理予防センター）は「消毒薬を噴霧することは、空気や環境表面を除染するには不十分な方法であり、日常的な医療区域での一般的な感染制御には推奨されない」としています[1]。消毒薬を空気中に噴霧するのは、その安全性と有効性が確認された限定的な状況でなければなりません。

　また、アルコールが不足しているからといって、次亜塩素酸ナトリウム水溶液で手指消毒するということも見かけましたが、次亜塩素酸ナトリウムは非生体消毒薬です。そのようなことをすると手荒れを引き起こしてしまいます。手指消毒薬は手に優しい製剤でなければならないのです。

　日常的に医療行為をしている医師、看護師、薬剤師は、抗菌薬について、とても詳しいと思います。それは、病棟や外来にいる患者に抗菌薬を投与することが多く、抗菌薬を適切に投与しなければ患者の生命が危うくなったり、耐性菌の出現を許すことになるからです。しかし、消毒薬については、抗菌薬ほどの熱心さはありません。恐らく、臨床現場で準備されているものを利用すれば良いと考えているからと推測されます。やはり、すべての医療従事者には消毒薬についての正しい知識を身につけてほしいと思います。

消毒薬ワールドは楽しい遊園地

　これから、読者の皆さんを楽しい「消毒薬ワールド」に招待いたします。現実から離れて、消毒薬ワールドを楽しんでほしいのです。もし、消毒薬に人格（薬格）があり、会話ができ、喜怒哀楽を表現できるとしたらどうなるのでしょうか？

　消毒薬ワールドは楽しい遊園地のようなところです。彼らが楽しめる観

覧車やジェットコースターなども設置されています。ここでは消毒薬たち
が自分を自慢したり、他の消毒薬と比較したりして楽しんでいます。抗菌
薬とは異なり、感受性のあった微生物が消毒薬によって耐性化してゆくこ
とはほとんどないので、心に余裕があるのでしょう。とにかく、楽しい消
毒薬たちなので、彼らの会話を楽しみましょう。

[文献]

1) CDC. Guideline for disinfection and sterilization in healthcare facilities, 2008.
   https://www.cdc.gov/infectioncontrol/pdf/guidelines/disinfection-guidelines-H.pdf.（2023 年 12 月
   閲覧）

2.「生体消毒薬」「非生体消毒薬」って何のこと?

ここで学ぶこと

① 消毒薬には「生体消毒薬」と「非生体消毒薬」がある。

② クロルヘキシジン、ポビドンヨードは生体消毒薬である。

③ グルタラール、次亜塩素酸ナトリウム、第四級アンモニウム塩は非生体消毒薬である。

④ アルコール系は生体消毒薬かつ非生体消毒薬として使用されている。

登場人物(薬物)

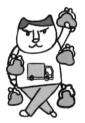
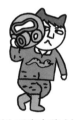

ポビ君(ポビドンヨード)　　ジア君(次亜塩素酸ナトリウム)

消毒薬ワールドのメインストリートで、ポビ君(ポビドンヨード)とジア君(次亜塩素酸ナトリウム)が立ち話をしています。このワールドでは立ち聞きが推奨されているので、安心して彼らの会話を聞いてみましょう。

ポビ君(ポビドンヨード) 僕は小学校の運動会で玉入れをしたときがとても楽しかったよ。みんなが紅組と白組の二つに分かれて競い合うんだ。籠

の中に沢山の玉が入った方が勝ちだよ。人間の世界でも、年末に紅と白に分かれて歌手たちが歌う番組があったよね。あれも楽しそうだね。みんなが歌って笑ってるからね。

ジア君（次亜塩素酸ナトリウム） そうだね。僕たち消毒薬を2つに分けるとしたら、どのようにしたらよいかなあ…。

ポピ君 2つに分けるとしたら、「生体消毒薬（antiseptics）」と「非生体消毒薬（disinfectants）」だよ[1]。この場合、僕は生体消毒薬で、君は非生体消毒薬になるよ。

ジア君 なになに？「生体消毒薬」と「非生体消毒薬」って何のこと？

ポピ君 人間の皮膚などの生体に使用してもよい消毒薬を「生体消毒薬」と言い、使用してはいけない消毒薬を「非生体消毒薬」って言うんだ。

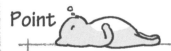

Point

消毒薬には「生体消毒薬」と「非生体消毒薬」がある。

ジア君 僕も、君のように「生体消毒薬」の仲間に入ってもいいかな。そちらの方が何となく親しみ感があるから…。

ポピ君 だめだよ。君は「非生体消毒薬」だよ。だって、手指消毒などに用いると手荒れを招くことが多いでしょ。でも、君は器材や環境の消毒に使用できるので、非生体消毒薬として、とっても有用なんだ。

ジア君 「非生体消毒薬」として、とても有用なんて言われると、嬉しくなっちゃうね。それでは君はどうなんだい。「生体消毒薬」というからには、「非生体消毒薬」としては活躍できないのかな。

ポピ君 そうだね。僕は「生体消毒薬」だね。

ジア君 他の友達の消毒薬たちは、そんなこと知らないと思うよ。誰がどっちの仲間かを教えてくれるかな。

ポピ君 生体消毒薬にはクロルヘキシジンやポビドンヨードなどがある
ね。非生体消毒薬にはグルタラール、次亜塩素酸ナトリウム、第四級アン
モニウム塩（ベンザルコニウム塩化物、ベンゼトニウム塩化物）などがあ
るよ。生体消毒薬かつ非生体消毒薬として使用されているのはアルコール
系（エタノール、イソプロピルアルコール）だね（図1）。

| 生体消毒薬 |：クロルヘキシジングルコン酸塩、ポビドンヨード、オラネキシジングルコン酸塩

| 非生体消毒薬 |：グルタラール、フタラール、過酢酸、次亜塩素酸ナトリウム、第四級アンモニウム塩（ベンザルコニウム塩化物、ベンゼトニウム塩化物など）、ペルオキソ一硫酸水素カリウム、両性界面活性剤（アルキルジアミノエチルグリシン塩酸塩）

| 生体＋非生体消毒薬 |：エタノール、イソプロパノール

図1　生体消毒薬・非生体消毒薬

Point

生体消毒薬にはクロルヘキシジングルコン酸塩やポビドンヨードなどが
ある。非生体消毒薬にはグルタラール、次亜塩素酸ナトリウム、第四
級アンモニウム塩などがある。アルコール系は生体消毒薬かつ非生体
消毒薬として使用されている。

［文献］
1)　CDC. Guideline for disinfection and sterilization in healthcare facilities, 2008.
　　https://www.cdc.gov/infectioncontrol/pdf/guidelines/disinfection-guidelines-H.pdf（2023年12月
　　閲覧）

3. 消毒薬に高水準、中水準、低水準があるの?

ここで学ぶこと

① 消毒薬は高水準消毒薬、中水準消毒薬、低水準消毒薬の三つに分かれている。

② 高水準消毒薬にはグルタラール、フタラール、過酢酸、過酸化水素などがある。

③ 中水準消毒薬にはエタノール、イソプロパノール、ポビドンヨード、次亜塩素酸ナトリウムなどがある。

④ 低水準消毒薬にはクロルヘキシジングルコン酸塩、第四級アンモニウム塩などがある。

登場人物(薬物)

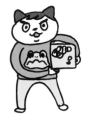

グルタ君(グルタラール)

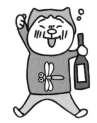

エタノ君(エタノール)

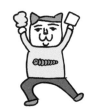

**クロル君
(クロルヘキシジン)**

グルタ君(グルタラール)、エタノ君(エタノール)、クロル君(クロルヘキシジン)が竹馬に乗って遊んでいる。グルタ君は高い(長い)竹馬、エタノ君は中程度の竹馬、そして、クロル君は低い(短い)竹馬を使用している。

グルタ君（グルタラール） やあ。クロル君とエタノ君。竹馬は楽しいね。僕の竹馬は君たちの竹馬よりも長いから、僕が一番高くなっちゃうね。

クロル君（クロルヘキシジン） そうだね。僕が最も低いね。エタノ君は真ん中か…。

エタノ君（エタノール） そうだね。僕はこの高さの竹馬が最も使いやすいよ。他にも消毒薬の仲間が何人（薬）もいるけど、使用する竹馬の高さは決まっているみたいだね。僕は高い竹馬や低い竹馬を使用すると転んでしまうんだ。ポビ君（ポビドンヨード）もジア君（次亜塩素酸ナトリウム）も僕と同じ長さの竹馬しか使わないよ。

クロル君 確かにそうだね。ベンザ君（ベンザルコニウム）は必ず、低い竹馬を使用している！

グルタ君 そうなんだ。僕たち消毒薬は高水準、中水準、低水準の3つに分かれてて、高水準消毒薬のグルタ君は高い竹馬、中水準消毒薬のエタノ君やジア君は中程度の高さの竹馬、そして、低水準消毒薬のクロル君やベンザ君は低い竹馬を使用しているんだ。

Point

> 消毒薬は高水準消毒薬、中水準消毒薬、低水準消毒薬の3つに分かれている。

エタノ君 そうだね。内視鏡のような粘膜に触れるような機器は高いところに置いてあるので高い竹馬の高水準消毒薬でないと届かないね。でも、松葉杖のような正常皮膚に触れる器具は低いところに置いてあるから、低い竹馬の低水準消毒薬でも届くね。

クロル君 僕は、低いところに置いてある器具ならば簡単に届くよ。でも、高い竹馬のグルタ君でも届くんじゃないの。

グルタ君 無理無理。高い竹馬で、低いところに置いてあるものを取ろうとすると、バランスが崩れて、転んじゃうよ。僕は高いところのものだけを取るようにしたいね。

クロル君・エタノ君・グルタ君 ［声を合わせて］そうだ、誰がどの高さの竹馬を使用するかのリストを作ろう。そうすれば、楽しく遊べるよ。

→ということで、素晴らしいリストが完成しました[1] (図2)。

| 高水準消毒薬 |：グルタラール、フタラール、過酢酸、過酸化水素 |

| 中水準消毒薬 |：エタノール、イソプロパノール、ポビドンヨード、次亜塩素酸ナトリウム、ペルオキソ一硫酸水素カリウム |

| 低水準消毒薬 |：クロルヘキシジングルコン酸塩、オラネキシジングルコン酸塩、第四級アンモニウム塩 (ベンザルコニウム塩化物、ベンゼトニウム塩化物)、両性界面活性剤 (アルキルジアミノエチルグリシン塩酸塩)、トリクロサン |

図2　高水準・中水準・低水準消毒薬のリスト

[文献]
1）　大久保憲ほか編 . 消毒と滅菌のガイドライン（2020年版）. 東京，へるす出版，2020，210p.

4. 消毒薬にも耐性菌が 出現する?

ここで学ぶこと

① 抗微生物薬（抗菌薬や抗真菌薬など）は微生物の特定の標的部位に作用するので、耐性菌が発生しやすい。一方、消毒薬は微生物の様々な標的部位に作用し、作用メカニズムも多様であるので、耐性菌が発生しにくい。

② 抗微生物薬は患者の体内に投与されるので、高濃度で使用することができない。一方、消毒薬は器材や環境表面に使用されたり、患者の皮膚に塗布されるので、高濃度での使用が可能である。そのため、消毒薬への感受性が低下したとしても、耐性化は問題とならない。

③ 消毒薬に対しては、抗微生物薬のように「耐性」という言葉を用いることは不適切であり、「感受性低下」や「抵抗性増加」という言葉を用いるのが望ましい。

登場人物（薬物）

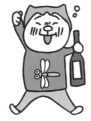

エタノ君（エタノール）

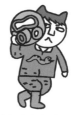

ジア君（次亜塩素酸ナトリウム）

ある日、エタノ君（エタノール）が深く考え込んでいた。そこにジア君（次亜塩素酸ナトリウム）が通りがかり、会話が始まった。

ジア君（次亜塩素酸ナトリウム） エタノ君。どうしたの？ 深く考え込んでいるようだけど。何か悩みでもあるのかな？

エタノ君（エタノール） 悩みはないけど、ただ、どうしても理解できないことがあってね。君も一緒に考えてくれるかな。

ジア君 いいよ。何？

エタノ君 先日、病院で抗菌薬適正使用支援チーム（AST：antimicrobial stewardship team）が「カルバペネム系のような広域抗菌薬はもっと、使用制限をかけた方がいいんじゃないか？」なんて言っていた。カルバペネム系は広域スペクトル（グラム陽性菌、グラム陰性菌、嫌気性菌など）を持った抗菌薬だから、使用制限をしないと耐性菌が蔓延する危険性があるんだって。

ジア君 そうだね。それが？？？？

エタノ君 僕なんか、細菌のみならず、真菌やウイルスまで殺滅できるんだよ。カルバペネム系を大きく超える広域スペクトルを持っているんだ。それにもかかわらず、感染対策チーム（ICT：infection control team）は「WHO の 5 つのタイミングでアルコール手指消毒をしよう」[1] なんていうキャンペーンをしている。耐性化は大丈夫なんだろうか。

ジア君 自分もカルバペネム系のように使用制限されるべきじゃないかって心配しているんだね。実は、僕も同じ心配をしたことがあったよ。でも、今はとても納得してるよ。

エタノ君 どうして？？

ジア君 まず、抗微生物薬（抗菌薬や抗真菌薬など）と消毒薬（エタノールや次亜塩素酸ナトリウムなど）の作用機序の違いを理解することが大切だよ。抗微生物薬は微生物の特定の標的部位に作用する。一方、消毒薬の作用メカニズムは多様であって、標的部位も様々だからね。そのため、消毒薬の効果がみられる微生物の範囲はとても広域になるんだよ。

エタノ君 そうだね。カルバペネム系は細菌の細胞壁合成酵素であるペニシリン結合蛋白（PBP：penicillin binding protein）に結合して、細胞壁

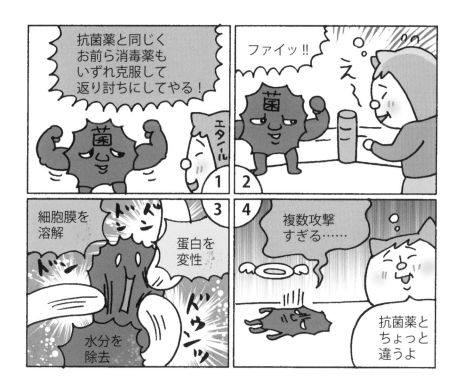

の合成を阻害することにより抗菌作用を発揮するね。この標的部位のみに作用している。一方、僕（エタノール）は微生物の蛋白を変性させ、細胞膜を溶解させ、水分を除去してしまう。すなわち、標的部位が複数あるね。

ジア君 そうだろ。エタノ君は複数のメカニズムで様々な標的部位に作用するから、微生物がすべての標的部位に対して耐性を獲得することは困難なんだ。だから、微生物はエタノ君に耐性を獲得できないんだよ。もちろん、最初から抵抗性を示している微生物はいるけどね。例えば、芽胞とかノロウイルスなんかはエタノ君に耐性だね。でも、もともと感受性がある微生物がエタノ君の使用によって新しく耐性を獲得することはないんだよ。このように耐性を獲得しにくいということはエタノ君のみならず、消毒薬全体に言えることなんだ。

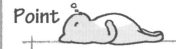

Point

抗微生物薬は微生物の特定の標的部位に作用するので、耐性菌が発生しやすい。一方、消毒薬は微生物の様々な標的部位に作用し、作用メカニズムも多様であるので、耐性菌が発生しにくい。

エタノ君 お〜〜。とても、納得した。でも、微生物が標的部位の一部をガードして、感受性を低くしてしまったら、問題だよね。

ジア君 そうでもないんだな。感受性を低くしたとしても、消毒薬は高濃度で使用できるだろ。抗微生物薬は主に患者の体内に投与されるので、高濃度での投与は副作用の問題を引き起こすことがある。しかし、消毒薬は器材や環境表面に使用されたり、患者の皮膚に塗布されるといったように、患者の体外で使用されているから高濃度で用いることができる。やはり、耐性菌は問題にはならないんだよ。

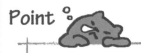

Point

抗微生物薬は患者の体内に投与されるので、高濃度で使用することができない。一方、消毒薬は器材や環境表面に使用されたり、患者の皮膚に塗布されるので、高濃度での使用が可能である。そのため、消毒薬への感受性が低下したとしても、耐性化は問題とならない。

エタノ君 そうなんだ！ 抗菌薬と消毒薬の大きな相違は2つあって、「標的部位」と「使用される場所」なんだ。抗微生物薬の標的部位は1カ所だけど、消毒薬には複数の標的部位がある。そのため、耐性を獲得しにくい。

これが「標的部位」の相違だね。「使用される場所」については、抗微生物薬はヒトの体内（感染組織や血液など）に入って作用するので、高濃度で用いることができない。一方、消毒薬は体外（皮膚など）や環境表面（器材や床など）に用いるので、高濃度で使用できる。だから、抗微生物薬（体内に投与される）では耐性が問題となっていても、消毒薬（体外および環境表面に用いられる）では心配ないんだ。

ジア君 その通り。CDC は消毒薬に対しては、抗菌薬のように「耐性」という言葉を用いることは不適切であり、「感受性低下」や「抵抗性増加」という言葉が望ましいと言ってるよ[2]。時々、消毒の失敗の報告があるけれど、これは消毒薬耐性ではなく、担当者の使用法が不適切だったことによるんだ。

Point。

消毒薬に対しては、抗菌薬のように「耐性」という言葉を用いることは不適切であり、「感受性低下」や「抵抗性増加」という言葉が望ましい。

エタノ君 抗微生物薬の乱用を避け、耐性菌の発生を抑制する。そして、消毒薬を適切に使用して、患者が感染することを防ぐんだね。とても、よくわかった。ありがとう。

[文献]
1) WHO. Guidelines on hand hygiene in health care, 2009.
   https://www.who.int/publications/i/item/9789241597906（2023 年 12 月閲覧）
2) CDC. Guideline for disinfection and sterilization in healthcare facilities, 2008.
   https://www.cdc.gov/infectioncontrol/pdf/guidelines/disinfection-guidelines-H.pdf（2023 年 12 月閲覧）

5. 消毒薬の仲間には どんなものがある?
① 高水準消毒薬の仲間
■グルタラール （グルタルアルデヒド）

ここで学ぶこと

① グルタラールはアルカリ性になると殺菌力が増強する。そのため、保存するときには酸性にしておき、使用するときにはアルカリ化剤を使用して活性化させる。

② グルタラールは金属に対して非腐食性でゴムを損傷しない高水準消毒薬である。

③ グルタラールを換気の悪い部屋で使用すると、医療従事者がその蒸気に曝露して、様々な症状がみられることがある。

登場人物(薬物)

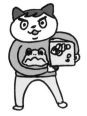

ゲルタ君 （グルタラール）

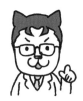

Dr. 矢野

Dr. 矢野 グルタラールは高水準消毒薬だ！取り扱いに気を付けなくては ならない。彼の情報はとても大切なので、いろいろ質問してしまおう。ちょうど、グルタ君（グルタラール）がこちらに歩いてきた。グルタ君、こんにちは、お元気ですか？

グルタ君（グルタラール） こんにちは、お久しぶりです。何か用ですか？

Dr. 矢野 現在、様々な消毒薬にインタビューしているんだけど、君にも加わってもらっていいかな。

グルタ君 いいですよ。喜んで…。

Dr. 矢野 最初に確認したいことは、「グルタラール＝グルタルアルデヒド」ということでよいよね。先日なんか、ホルマリンとホルムアルデヒドは同義語と勘違いして、怒られたよ。ホルムアルデヒドはガスのことで、ホルマリンは水溶液ということだったよ。とんでもない間違いだった。だから、確認させてほしいんだ。

グルタ君 「グルタラール＝グルタルアルデヒド」でよいですよ。「富士山＝ふじの山」と同じかもしれないね。

Dr. 矢野 巷の噂だけどね。グルタ君はpH*に大変厳しいらしいね。酸性のときには、大人しいが、アルカリ性になると、元気になって殺菌しまくっているということだけど、ホントかな？

*註：pH は 0〜14 の範囲内に示される。pH=7 を中性とし、7 よりも値が小さいほど酸性が強くなる。7 よりも値が大きいほどアルカリ性が強くなる。

グルタ君 よくご存じですね。その通りです。酸性で安定していて、アルカリ性になると殺菌力が増強するんです。ちょうど、熱帯魚のクマノミに似てます。クマノミは、通常はサンゴの周りに生息し、酸性環境下では比較的大人しいのですが、日中になるとサンゴ礁の光合成によって周囲の水のpHが上昇し、アルカリ性になると、活発になりますでしょ。

Dr. 矢野 うん、そうだね。

グルタ君 アジサイも土壌のpHの影響を受けますよね。酸性ならば大人しい青色ですが、アルカリ性の土壌になると、元気に鮮やかなピンクや赤

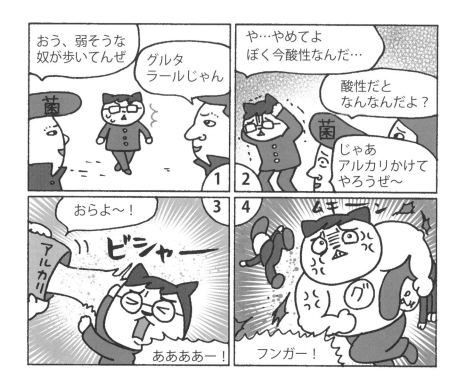

色になりますね。彼らと同様に、私もアルカリ性では元気になるんです。しかし、あまりにも強いアルカリ性になると、頑張りすぎちゃって、分子同士がくっつく「重合」という化学反応を起こして、殺菌力がむしろ低下してしまいますけどね。

Dr. 矢野 そうなんだ。だから、グルタ君を保存するときには、酸性にしておくけど、そのような状態では芽胞を殺滅できないから、使用するときにはアルカリ化剤を使用して pH7.5〜8.5 まで溶液をアルカリ性にすることによって活性化させ、芽胞も殺滅するんだね。そのような条件下で、グルタ君は高水準消毒薬や化学滅菌剤として使用されるんだ[1]。

Point

グルタラールはアルカリ性になると殺菌力が増強する。そのため、保存するときには酸性にしておき、使用するときにはアルカリ化剤を使用して活性化させる。

Dr. 矢野 ところで、グルタ君はどのような状況で使用されているのかな？

グルタ君 特に、内視鏡などの高水準消毒薬として頻用されています[1,2]。金属に対して非腐食性で、レンズ付き器材やゴムを損傷しないので重宝されているんです。ただし、毒性が高く高価なので、ノンクリティカル器材には使用しないでくださいね。

Point

グルタラールは金属に対して非腐食性でゴムを損傷しない高水準消毒薬である。

Dr. 矢野 毒性があるから、換気が大切なんだよね。

グルタ君 そのとおり。機器が換気の悪い部屋で使用されると、医療従事者がグルタラール蒸気にさらされることがあります。その場合、皮膚の刺激または皮膚炎、粘膜の刺激（目、鼻、口）、肺の症状を引き起こすことがあります[3,4]。鼻出血、アレルギー性接触皮膚炎、喘息、鼻炎も、グルタラールに曝露した医療従事者で報告されています[5-7]。

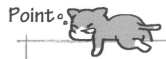

Point。

換気の悪い部屋でグルタラールを使用すると、医療従事者がその蒸気に曝露して、様々な症状がみられることがある。

Dr. 矢野 だから、ダクト付き排気フード、グルタラール蒸気の吸収剤を備えたダクトレス換気フード、浸漬槽のぴったりと合う蓋、個人保護具などが使用されているんだね。いろいろ教えてくれてありがとう。

［文献］
1) Cheung RJ, et al. GI endoscopic reprocessing practices in the United States. Gastrointest. Endosc. 1999;50:362-368. DOI: 10.1053/ge.1999.v50.99615.
2) Rutala WA, Weber DJ. Disinfection of endoscopes: review of new chemical sterilants used for high-level disinfection. Infect. Control Hosp. Epidemiol. 1999;20:69-76. DOI: 10.1086/501544.
3) Beauchamp RO, et al. A critical review of the toxicology of glutaraldehyde. Crit. Rev. Toxicol. 1992;22:143-174. DOI: 10.3109/10408449209145322.
4) Mwaniki DL, Guthua SW. Occupational exposure to glutaraldehyde in tropical climates. Lancet 1992;340:1476-1477. DOI: 10.1016/0140-6736（92）92674-5.
5) Wiggins P, et al. Epistaxis due to glutaraldehyde exposure. J. Occup. Med. 1989;31:854-856. DOI: 10.1097/00043764-198910000-00013.
6) Gannon PF, et al. Occupational asthma due to glutaraldehyde and formaldehyde in endoscopy and x ray departments. Thorax 1995;50:156-159. DOI: 10.1136/thx.50.2.156.
7) Chan-Yeung M, et al. Occupational asthma in a technologist exposed to glutaraldehyde. J. Allergy Clin. Immunol. 1993;91:974-978. DOI: 10.1016/0091-6749（93）90209-x.

■フタラール（オルトフタルアルデヒド）

ここで学ぶこと

① フタラールはグルタラールと比較して、抗酸菌への殺菌力は強いが、殺芽胞効果は劣っている。

② フタラールは蛋白質を灰色に染めるので、皮膚に触れると着色する。

③ フタラールを「超音波白内障手術器具」や「経尿道的検査や処置のために使用する医療器具」の消毒には使用しない。

登場人物（薬物）

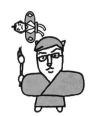

フタ君（フタラール）

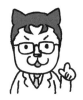

Dr. 矢野

Dr. 矢野 高水準消毒薬の一つにフタラール（オルトフタルアルデヒド）がある。グルタラールの類似薬であり、ほとんど同じと思っている人がいるかもしれない。しかし、いくつかの相違もあるので、それを明確にしたい。彼に直接伺うチャンスがあるので、すべて聞いてしまおう。フタ君、忙しいと思うけど、話を聞けるかな。

フタ君（フタラール） いいですよ。何なりと。

Dr. 矢野 君はグルタラールに似ているようだけど、違いを具体的に教えてもらえるかな。噂によると、「抗酸菌には強いものの、殺芽胞効果が若干低い」と聞いてるけど。実際にはどうなんだい。

フタ君 その通り。よくご存じですね。「人の口に戸は立てられぬ」とはよく言ったものだなあ。確かに、殺芽胞効果は若干低いです。そのため、芽胞数を減少させるためにはグルタラールよりも長時間の浸漬が必要なんです[1]。5分間浸漬では十分な殺芽胞効果が期待できません。

Dr. 矢野 抗酸菌についてはどうかな？

フタ君 抗酸菌についてはグルタラールよりも優れた作用を持っています。5分間の曝露による対数減少値は5です。実際、*Mycobacterium bovis* の対数減少値6を達成するために必要な時間は1.5% グルタルアルデヒドでは32分であったのに対して、0.21% フタラールでは6分でした[2]。

＊註：対数減少値（Log10 reduction：LR）は殺菌力の指標として用いられている。対数減少値で3とは、10^3 分の1（つまり1,000分の1）に減少することを意味する。

Point

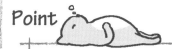

> **フタラールはグルタラールと比較して、抗酸菌への殺菌力は強いが、殺芽胞効果は劣る。**

Dr. 矢野 グルタラールに比較して、安定性とか粘膜刺激性についてはどうかな？

フタ君 グルタラールに比較して、広範な pH 範囲（pH 3〜9）で優れた安定性を持っています。活性化も必要ありません。目や鼻の粘膜刺激性は少なく[3]、臭いもほとんどありません。揮発性はグルタラールの20分の1程度ですが、それでも、グルタラールと同様に換気装置は設置してくださいね。個人防護具も必要です。

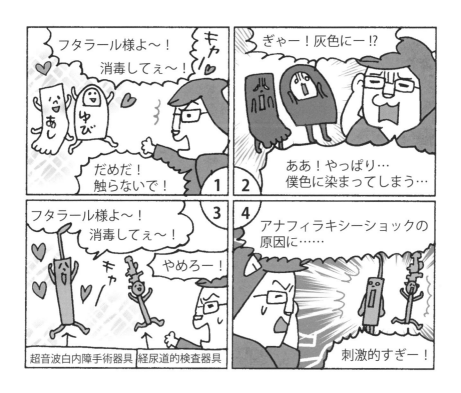

1 フタラール様よ～！消毒してぇ～！／だめだ！触らないで！

2 ぎゃー！灰色にー!?／ああ！やっぱり…僕色に染まってしまう…

3 フタラール様よ～！消毒してぇ～！／やめろー！／超音波白内障手術器具　経尿道的検査器具

4 アナフィラキシーショックの原因に……／刺激的すぎー！

Point

フタラールにはグルタラールのような再活性化は必要ない。

Dr. 矢野 フタ君に触れると指が灰色になるという噂についてはどうなんだい。

フタ君 それについてはぜひともお伝えしたい。僕（フタラール）は蛋白質を灰色に染めちゃうので、皮膚や粘膜に接触すると、そこが変色するんです[4]。皮膚が染まってしまうということは、取り扱いが不適切という

ことなんです。そのため、個人防護具を着用したり、追加の訓練をお願い
します。

（Dr. 矢野）なるほど。

（フタ君）また、僕（フタラール）を用いて消毒した経食道エコープロー
ブが洗浄不十分であったため、患者の口腔内が染まってしまったという報
告もあります[5]。僕（フタラール）で消毒した医療器材を使用したところ、
アナフィラキシーショック、口唇や口腔や食道や胃などの着色や粘膜損傷、
化学熱傷が生じた症例もあります[6,7]。しかし、水で十分洗浄すれば、こ
の問題を回避することができます。

Point。

> フタラールは蛋白質を灰色に染めるので、皮膚に触れると着色する。
> そのため、取り扱いに注意する。

（Dr. 矢野）今後は、フタ君で消毒した器材については十分に洗浄したこと
を確認するようにするね。ところで、フタ君はどのような場面で使用され
ているのかな。

（フタ君）特に軟性内視鏡の消毒に使用されています。ただ、グルタラー
ルよりも殺芽胞効果が劣っているので、化学滅菌剤としては使用しないで
ほしいな。関節鏡などではフタラールよりも、グルタラールを用いてほし
いです。また、僕（フタラール）を用いて、「超音波白内障手術器具」や
「経尿道的検査や処置のために使用する医療器具」を消毒したところ、ア
ナフィラキシーショックなどの報告が相次いだので、これらの器具の消毒
には使用しないでくださいね[7]。

Point。

フタラールは軟性内視鏡の消毒に使用されるが、関節鏡などではフタ
ラールよりも、グルタラールを用いるほうがよい。また、「超音波白内
障手術器具」や「経尿道的検査や処置のために使用する医療器具」
の消毒にはフタラールを使用しない。

［文献］
1）Walsh SE, et al. Studies on the mechanisms of the antibacterial action of ortho-phthalaldehyde. J. Appl. Microbiol. 1999;87:702-710. DOI: 10.1046/j.1365-2672.1999.00913.x.
2）Gregory AW, et al. The mycobactericidal efficacy of ortho-phthalaldehyde and the comparative resistances of *Mycobacterium bovis*, *Mycobacterium terrae*, and *Mycobacterium chelonae*. Infect. Control Hosp. Epidemiol. 1999;20:324-330. DOI: 10.1086/501625.
3）Cooke RPD, et al. An evaluation of Cidex OPA（0.55% ortho-phthalaldehyde）as an alternative to 2% glutaraldehyde for high-level disinfection of endoscopes. J. Hosp. Infect. 2003;54:226-231. DOI: 10.1016/s0195-6701（03）00040-9.
4）Rutala WA, Weber DJ. Disinfection of endoscopes: review of new chemical sterilants used for high-level disinfection. Infect. Control Hosp. Epidemiol. 1999;20:69-76. DOI: 10.1086/501544.
5）Streckenbach SC, Alston TA. Perioral stains after ortho-phthalaldehyde disinfection of echo probes. Anesthesiology 2003;99:1032. DOI: 10.1097/00000542-200310000-00049.
6）Sokol WN. Nine episodes of anaphylaxis following cytoscopy caused by Cidex OPA（ortho-phthalaldehyde）high-level disinfectant in 4 patients after cystoscopy. J. Allergy Clin. Immunol. 2004;114:392-397. DOI: 10.1016/j.jaci.2004.04.031.
7）Venticinque SG, et al. Chemical burn injury secondary to intraoperative transesophageal echocardiography. Anesth Analg 2003, 97,1260-1261. DOI: 10.1213/01.ANE.0000083641.58267.0C.

■過酢酸

登場人物（薬物）

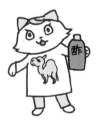

過酢さん（過酢酸）

Dr. 矢野

Dr. 矢野 過酢酸は迅速な殺菌力を示す消毒薬だ。とにかく、「早く」「強く」「有害な生成物を残さない」という特徴を持った消毒薬といえる。ただし、お酢のような臭いがする。このような優秀な消毒薬ゆえに、ぜひともインタビューしたい。皆は過酢酸のことを「過酢さん」と呼んでいる。ここに過酢さんがいるのでいくつか質問させてもらおう。過酢さん、貴方はとても優秀な高水準消毒薬と言われていますが、ご自身ではどう思って

いますか？

過酢さん 高い評価をいただいているようで、ありがとうございます。私（過酢酸）は過酸化水素と酢酸を混合することで生成され、過酸化水素、酢酸、水の平衡混合物となっています。そして、あらゆる微生物に対して迅速な殺菌力を示すことができます。自慢すべきこととしては、「有害な生成物を産生しない」「有機物が存在していても、殺菌力を維持する」「低温でも殺芽胞効果を示す」があります。特に、芽胞に対しては、グルタラールよりも速効的であると報告されています。

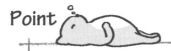

Point

> 過酢酸は「あらゆる微生物に対して迅速な殺菌力を示す」「有害な生成物を産生しない」という特徴がある。また、有機物が存在していても、殺菌力を維持し、低温でも殺芽胞効果を示す。特に、芽胞に対しては、グルタラールよりも速効的である。

Dr. 矢野 そうだね。そういった話は聞いたことがあるけど、本当なんだね。ただ、弱点もあるのじゃないのかな。

過酢さん そうですね。弱点は大きく2つあると思います。1つ目は、銅、真鍮、青銅、普通鋼、亜鉛メッキ鉄を腐食させます。ゴム類も劣化させます。2つ目の弱点は希釈した場合、不安定になるということです。例えば、40%過酢酸であれば、1カ月当たり有効成分の1～2%を失うだけですが、1%過酢酸は加水分解によって6日間でその強度の半分を失います。

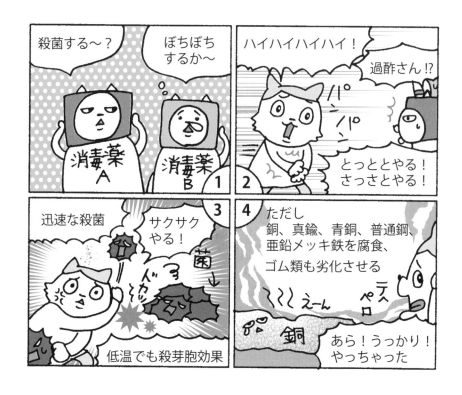

Point

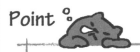

過酢酸は銅、真鍮、青銅、普通鋼、亜鉛メッキ鉄を腐食させる。ゴム類も劣化する。また、希釈すると不安定になる。

Dr. 矢野 そうなんだ。ところで、濃度と殺菌に要する時間は、どうなっているのかな。

過酢さん データとしては下記のものがあります[*]。

＊註：パーセントと ppm は 1%=10,000ppm として換算する。

> [細菌と真菌] グラム陽性菌、グラム陰性菌、真菌を 100ppm 未満で 5 分以内に殺菌した。ただし、有機物の存在下では 200〜500ppm が必要となった。
> [ウイルス] ウイルスに対しては、濃度の範囲が広くなり、12〜2,250ppm が必要となった。ポリオウイルスを不活化するには 1,500〜2,250ppm で 15 分を要した。
> [抗酸菌] 抗酸菌に対しては、有機物の有無にかかわらず、2,600ppm で 20〜30 秒以内に殺菌した[1,2]。
> [芽胞] 細菌の芽胞については、500〜10,000ppm にて 15 秒から 30 分で殺菌した[3,4]。

Dr. 矢野 過酢さんは分解するとどうなるのかな。

過酢さん 分解すると過酸化水素と酢酸になり、さらに過酸化水素は酸素と水に簡単に分解されます。だから、有害な生成物が残らないんです。酢酸様の特異な刺激臭がありますけどね…。換気扇を設置するときには、過酢酸の蒸気は空気より重いから、眼の高さよりも下に設置してください。

Dr. 矢野 とても参考になったよ。ありがとう。

[文献]

1) Hernandez A, et al. In-use evaluation of Perasafe compared with Cidex in fibreoptic bronchoscope disinfection. J. Hosp. Infect. 2003;54:46-51. DOI: 10.1016/s0195-6701（03）00072-0.

2) Hernandez A, et al. In-vitro evaluation of Pearsafe compared with 2% alkaline glutaraldehyde against *Mycobacterium* spp. J. Hosp. Infect. 2003;54:52-56. DOI: 10.1016/s0195-6701（03）00037-9.

3) Sagripanti JL, Bonifacino A. Comparative sporicidal effect of liquid chemical germicides on three medical devices contaminated with spores of *Bacillus subtilis*. Am. J. Infect. Control 1996;24:364-371. DOI: 10.1016/s0196-6553（96）90024-3.

4) Vizcaino-Alcaide MJ, et al. Comparison of the disinfectant efficacy of Persafe and 2% glutaraldehyde in in vitro tests. J. Hosp. Infect. 2003;53:124-128. DOI: 10.1053/jhin.2002.1296.

■過酸化水素

ここで学ぶこと

① 過酸化水素はカタラーゼによって分解されて大量の酸素を放出する。これが洗浄力を示す。

② 過酸化水素はカタラーゼがなければ、高濃度で芽胞も殺滅できる。

③ 過酸化水素は最終的には無害な水と酸素に分解する。

登場人物（薬物）

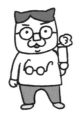

オキシ君 （過酸化水素）

Dr. 矢野

Dr. 矢野 過酸化水素は有能な消毒薬であり、高濃度では高水準消毒薬にもなる。我々は、2.5〜3.5％過酸化水素水のことを「オキシ君」と呼んでいる。2.5〜3.5％過酸化水素水のことを日本薬局方名でオキシドールと言うからだ。ここでオキシ君にいろいろ話を伺おう。

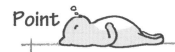

Point

> 2.5〜3.5%過酸化水素水のことを日本薬局方名でオキシドールと言う。

Dr. 矢野 やあ、オキシ君お久しぶり。僕は子どもの頃に君に大変お世話になったんだよ。だから、とても親近感があってね。

オキシ君（過酸化水素） ありがとうございます。どのようにお世話をしたのでしょうか？

Dr. 矢野 子どもの頃は校庭でドッジボールなどで遊んでいると、転んだりして膝や腕などを擦りむいたものだよ。そのときには保健室や自宅にはかならずオキシドールが置いてあって、それで消毒したんだ。

オキシ君 傷口に直接塗布するとジュワーと泡がでてきませんか？

Dr. 矢野 その通り。ブクブクと泡がでてきて、しかも、痛いんだ。親は、「その泡が消えるころにはばい菌が死んでるから、消えるまで消毒しなさい！」なんて言っていたよ。でも、どんなに頑張っても泡が消えることはなく、痛いだけなので、「消えたよ」なんて嘘をついていたことを覚えてるね。

オキシ君 それは痛そうな話ですね。僕は、血液や体組織と接触すると、これらに含まれるカタラーゼの作用によって分解されて、大量の酸素を発生します。そして、この酸素の泡が異物を除去して洗浄力を示します。校庭などで転んだ傷口には砂などが付着していたと思うから、泡を利用して洗浄するのは正解だったかもしれませんね。実際、創傷などの消毒に使用されています。

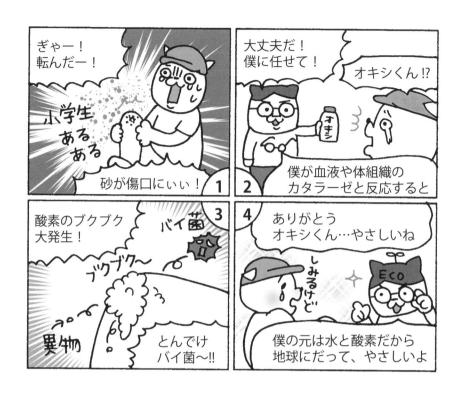

Point

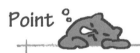

過酸化水素はカタラーゼによって分解されて大量の酸素を放出する。
これが洗浄力を示す。

Dr. 矢野 でも、当時の痛みしか覚えていないよ。ところで、オキシ君は
創傷の消毒以外で使用されることはあるの？

オキシ君 よく、コンタクトレンズの消毒薬として使用されていますね[1]。
洗浄力が強いので人気です。ただ、過酸化水素がコンタクトレンズに残留

すると目を刺激するので、中和して完全に洗い流してくださいね。中和剤にはカタラーゼが含有されています。

Dr. 矢野 ところで、オキシ君はどのように保存するといいのかな？

オキシ君 暗い容器などに適切に保管すれば非常に安定します。小さな容器内での分解または効力の損失は、常温では年間 2% 未満です。

Dr. 矢野 オキシ君はカタラーゼがあると、酸素をブクブクと出して洗浄力を示すけれど、分解されてしまうので殺菌力はすぐに消えるね。もし、カタラーゼがなければどうなるのかな？

オキシ君 カタラーゼを含まないもの（器材など）に用いれば、分解されないので、一般細菌やウイルスは 5〜20 分で、芽胞は 3 時間で殺滅できます。

Dr. 矢野 だから、過酸化水素は高濃度ではグルタラールに匹敵するような高水準消毒薬となると言われるんだね。それはカタラーゼがないという条件付きで…。

オキシ君 その通りです。僕（過酸化水素）は、細菌、酵母、真菌、ウイルス、芽胞などの広範囲の微生物に対して有効です[2]。実際、濃度 10%（曝露時間 60 分）で 10^6 個の芽胞（バチルス属など）を完全に死滅させました[3]。

Point。

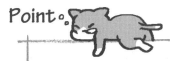

過酸化水素はカタラーゼがなければ、高濃度で芽胞も殺滅できる。

Dr. 矢野 すごいね。だから、過酸化水素ガスをプラズマ化して滅菌する「過酸化水素低温ガスプラズマ滅菌器」やプラズマを付与しない「過酸化水素ガス滅菌器」があるんだ。

Point。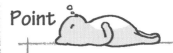

> 過酸化水素を使用する滅菌器には、過酸化水素ガスをプラズマ化して滅菌する「過酸化水素低温ガスプラズマ滅菌器」やプラズマを付与しない「過酸化水素ガス滅菌器」がある。

オキシ君 そうなんです。もう一つ付け加えたいことは、僕（過酸化水素）は最終的には無害な水と酸素に分解するので、環境に対して負荷の少ないやさしい物質と言われていることを強調したく思います。

Point

> 過酸化水素は最終的には無害な水と酸素に分解する。

Dr. 矢野 とても、よくわかった。ありがとう。

［文献］

1) Silvany RE, et al. The effect of currently available contact lens disinfection systems on *Acanthamoeba castellanii* and *Acanthamoeba polyphaga*. Ophthalmology 1990;97:286-290. DOI: 10.1016/s0161-6420（90）32590-3.
2) Rutala WA, et al. Sporicidal activity of chemical sterilants used in hospitals. Infect. Control Hosp. Epidemiol. 1993;14:713-718. DOI: 10.1086/646674.
3) Wardle MD, Renninger GM. Bactericidal effect of hydrogen peroxide on spacecraft isolates. Appl. Microbiol. 1975;30:710-11. DOI: 10.1128/am.30.4.710-711.1975.

② 中水準消毒薬の仲間
■エタノール（エチルアルコール）

ここで学ぶこと

① エタノールは微生物の蛋白質を変性することによって効果を示すが、そのときには水が必要である。最適な濃度は 60〜90% である。

② エタノールの殺菌力は迅速であるが、殺芽胞効果はない。

③ エタノールはゴムや特定のプラスチック器材を膨張・硬化させることがある。引火の問題もある。

登場人物（薬物）

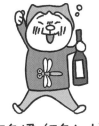

エタノ君（エタノール）

Dr. 矢野

Dr. 矢野　今日は、エタノ君（エタノール＝エチルアルコール）のインタビューの日だ！　向こうの方から、右へよろよろ、左へよろよろと酔っ払って歩いてくるのはエタノ君じゃないか。あのような酩酊状態でインタビューしても大丈夫かと心配する人もいるかもしれない。しかし、しらふの時がないので、このままインタビューしてしまおう。エタノ君。ご機嫌ですね。ここで貴方にインタビューしたいのですが…。自慢話でもよいので、

お話しいただけますか？

エタノ君 うい～。構わんよ。僕は栄養型細菌*に対して速効性の殺菌力があるんだ。結核菌やウイルスも殺滅できるね。だけど、細菌の胞子は破壊できないよ。

*註：増殖できる状態の細菌のこと。一方、芽胞はそのままでは増殖することができないので休眠型あるいは耐久型と呼ばれる。

Point

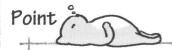

> エタノールには殺芽胞効果はない。

Dr. 矢野 そうなんですね。ところで、貴方はどのようにして微生物を殺滅するのでしょうか？その作用機序を教えてください。

エタノ君 蛋白質を変性することによって殺滅しているよ。このとき、水が必要なんだ。実際、脱水剤として使用されている無水エタノールはエタノールと水の混合物よりも殺菌力が弱いでしょ。とにかく、水の存在下で蛋白質が急速に変性するんだ。水のないところでは蛋白質は容易には変性しない。

Dr. 矢野 だから、100% アルコールには殺菌力が期待できないのですね。ある程度、水が必要ということで…。

エタノ君 それでも、濃度が 50% 未満に希釈されると、殺菌力は急激に低下するよ。最適な濃度は 60～90% だよ。

Point

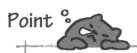

> エタノールは微生物の蛋白質を変性することによって効果を示すが、そのときには水が必要である。最適な濃度は 60～90% である。

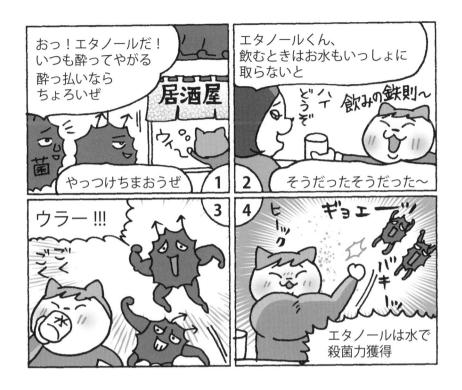

具体的に、細菌に対してはどのように効果があるか教えていただけますか？

エタノ君 僕（エタノール）の殺菌力が、様々な濃度で様々な微生物に対して調べられたことがあるよ。そしたら、下記の結果になった。

> ［緑膿菌］30〜100% の濃度にて 10 秒で死滅した。
> ［大腸菌、*Serratia marcescens*、*Salmonella typhosa*］
> 40〜100% の濃度にて 10 秒で死滅した。
> ［黄色ブドウ球菌、化膿連鎖球菌］
> 60〜95% の濃度にて 10 秒で死滅した。
> ［結核菌］95% の濃度にて 15 秒以内に死滅した。

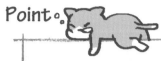

エタノールの殺菌力は迅速である。

Dr. 矢野 本当に、迅速に殺滅するのですね。「瞬殺！」といった感じですね。それではウイルスについてはどうでしょうか？ 様々なウイルスがありますよね。

エタノ君 60〜80% の濃度で、すべてのエンベロープ（+）ウイルス（ヘルペスウイルス、インフルエンザウイルス、ヒト免疫不全ウイルス、B型肝炎ウイルスなど）および多くのエンベロープ（−）ウイルス（アデノウイルス、エンテロウイルス、ライノウイルス、ロタウイルスなど）に有効だよ。

Point。

エタノールはウイルスにも有効である。

Dr. 矢野 様々な微生物を殺滅できるんだ。それならば、医療器材（手術器材など）の滅菌にも使用できるのではないかと思ってしまうけど、どうなんだろう。

エタノ君 僕には殺芽胞効果がなく、また、蛋白質が豊富な材料に浸透できないので、医療器材の滅菌に使用してはダメだよ。実際、内視鏡の消毒に使用されたこともあるけど、ピロリ菌（*Campylobacter pylori*）感染を引き起こしてしまった[1]。

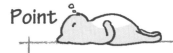

Point

> **エタノールは消毒には利用できるが、滅菌には使用できない。**

Dr. 矢野 そうなんだ。それでは実際にはどのような器材に使用するのがベストなんだろうか？

エタノ君 口腔および直腸体温計、はさみ、聴診器などの消毒に使用されているね。また、複数回用の薬瓶やワクチンボトルのゴム栓などの小さな表面を消毒するためにも使用されてるよ。さらに、医療器材（手動換気バッグなど）、投薬準備エリアの環境表面を消毒するために使用されている。

Dr. 矢野 広範囲に使用されているんだね。それでは、使用することによって対象器具が傷むことはないのかな。

エタノ君 ゴムやプラスチック器材にアルコールを長期間繰り返し使用すると膨張して硬化することがあるよ。ゴムやプラスチックタイルが漂白されてしまうこともあるね。また、眼圧計の先端に長期に使用すると接着剤が劣化して眼圧計が損傷することがある[2]。さらに、眼圧測定の直前に眼圧計の先端をアルコールで拭いたところ、アルコールが角膜に付着して、角膜混濁が引き起こされたという報告もあるんだ[3]。引火の可能性があることも常に考えてほしい。

Point

> **エタノールはゴムや特定のプラスチック器材を膨張・硬化させることがある。また、引火の問題もある。**

Dr. 矢野 エタノ君は使用できる範囲が広いけど、それなりに問題も発生しているんだね。知らなかった。ありがとう。

イソプロパノール（イソプロピルアルコール）

　イソプロパノールはエタノールと同様に、高水準消毒薬ではありません[4]。その理由は、細菌の胞子を不活化する能力がないためです。また、イソプロパノールはエンベロープ（−）ウイルス（ポリオウイルス、コクサッキーウイルス、アデノウイルスなど）には効果はありません[5]。

　流行性角膜結膜炎を引き起こす可能性のあるアデノウイルスに効果がないことから、角膜計の消毒に使用できません[6]。しかし、エンベロープ（＋）ウイルスに対しては十分な効果があります。

エンベロープ

　エンベロープはコロナウイルスやインフルエンザウイルスなどのウイルス粒子にみられる脂質二重膜の構造です。その大部分が脂質でできていることから、エタノールや界面活性剤などで破壊できます。そのため、消毒薬によって不活化しやすいか否かはエンベロープを有しているかどうかの影響を受けます。

　通常、エンベロープ（＋）ウイルスは消毒薬により不活化されやすく、エンベロープ（−）ウイルスは不活化されにくいと言えます。

[文献]

1) Langenberg W, et al. Patient-to-patient transmission of *Campylobacter pylori* infection by fiberoptic gastroduodenoscopy and biopsy. J. Infect. Dis. 1990;161:507-511. DOI: 10.1093/infdis/161.3.507.

2) Chronister CL, Russo P. Effects of disinfecting solutions on tonometer tips. Optom. Vis. Sci. 1990;67:818-821. DOI: 10.1097/00006324-199011000-00005.

3) Soukiasian SH, et al. A complication from alcohol-swabbed tonometer tips. Am. J. Ophthalmol. 1988;105:424-425. DOI: 10.1016/0002-9394（88）90314-5.

4) Simmons BP. CDC guidelines for the prevention and control of nosocomial infections. Guideline for hospital environmental control. Am. J. Infect. Control 1983;11:97-120. DOI: 10.1016/0196-6553（83）90122-0.

5) Rutala WA. APIC guideline for selection and use of disinfectants. Association for Professionals in Infection Control and Epidemiology, Inc. Am. J. Infect. Control 1996;24:313-342. DOI: 10.1016/s0196-6553（96）90066-8.

6) Rutala WA, et al. Efficacy of hospital germicides against adenovirus 8, a common cause of epidemic keratoconjunctivitis in health care facilities. Antimicrob. Agents Chemother. 2006;50:1419-1424. DOI: 10.1128/AAC.50.4.1419-1424.2006.

■ポビドンヨード

ここで学ぶこと

① ヨードホールはヨウ素をキャリアと結合させて、徐々にヨウ素を放出する製剤の総称である。ポビドンヨードはヨウ素をポリビニルピロリドンに結合させた水溶性の複合体である。

② ポビドンヨードは原液よりも希釈液の方が迅速な殺菌力を示すが、希釈液は有機物が存在していると効果を失う。臨床現場では有機物が存在しているので原液を用いる。

③ ポビドンヨードは粘膜、熱傷部位、新生児の皮膚から吸収されて、甲状腺機能異常を呈することがある。

④ ポビドンヨード溶液が皮膚に大量かつ長時間接触すると、接触皮膚炎や皮膚変色があらわれることがある。

登場人物（薬物）

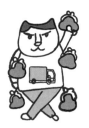

ポピ君 （ポビドンヨード）

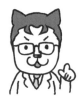

Dr. 矢野

Dr. 矢野 ポピ君（ポビドンヨード）が道路を走っています。褐色の体をしているので、遠くからみても、ポビドンヨードであることがよくわかり

ます。ここで、彼にインタビューしたいと思います。ポビ君、ものすごい勢いで走り去ろうとしているけど、話を聞きたい。いいかな。

ポビ君（ポビドンヨード） （急ブレーキをかけて）いいですよ。

Dr. 矢野 いつも疑問に思うことなんだけど、「ヨウ素」「ヨードホール」「ポビドンヨード」の関連がいまいちわからないよ。また、ポビ君は財布を何十個も持っているという噂があるけど、その理由も教えてくれるかな。

ポビ君 ザッとポイントを言いますね。「ヨウ素」が殺菌力を示します。ヨウ素は微生物の細胞壁に素早く浸透して、蛋白質や核酸の構造と合成を破壊することができます。そして、「ヨードホール」はヨウ素をキャリア（ヨウ素を安定な形で保持することによって、効果を長期間にわたって維持する役割を持つ物質）と結合させ、徐々にヨウ素を放出する製剤の総称です。ヨードホールにはポビドンヨード、ポロクサマーヨードなどがあります。ポビドンヨードはヨウ素をキャリアであるポリビニルピロリドンに結合させた水溶性の複合体です。

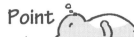

Point

> ヨードホールはヨウ素をキャリアと結合させて、徐々にヨウ素を放出する製剤の総称である。

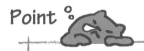

Point

> ヨードホールにはポビドンヨード、ポロクサマーヨードなどがあり、ポビドンヨードはヨウ素をポリビニルピロリドンに結合させた水溶性の複合体である。

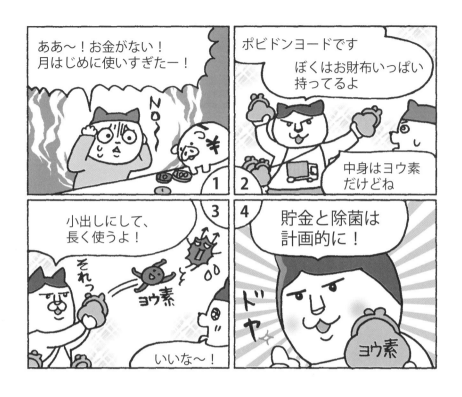

Dr. 矢野 そうなんだ。ヨウ素が微生物を殺滅するけれど、それを徐々に放出するために、キャリアと結合させたものがヨードホールなんだ。そして、キャリアがポリビニルピロリドンであればポビドンヨードということなんだね。

ポビ君 その通りです。徐々に放出するところが、とても重要なんです。浪費家はお金をすぐに使ってしまうけれど、そうならないように、僕は財布を何十個も持っていて、そこからじわじわとお金を出すことにしているんです。その財布の中にヨウ素が入っていて、じわじわと放出すると思ってください。

Dr. 矢野 だから、ヨウ素は毒性や刺激性があるけれど、ヨードホールにはそれが比較的少ないんだね。

ポビ君 その通りです。ヨウ素は1800年代以降、効果的な消毒薬として認識されてきました。しかし、炎症を引き起こしたり、皮膚を変色させたり、開放創に使用すると疼痛がみられたり、アレルギー反応を引き起こしたりしたため、ヨードホールがヨウ素に取って代わったのです。

Dr. 矢野 そうなんだ。ところで、ポビ君は原液よりも希釈液の方が速効性の殺菌力を示すと聞いたことがあるけれど、その理由を教えてくれないか。普通は消毒薬を薄めれば、殺菌力が低下するはずなんだが…。

ポビ君 遊離ヨウ素の量がヨードホールの殺菌力のレベルを決定します。典型的な10%ポビドンヨード製剤は1ppmの濃度の遊離ヨウ素を生じさせます。それを希釈すると、キャリアへのヨウ素の結合が弱まり、溶液中の遊離ヨウ素が増加します。実際、100倍の希釈液（0.1%溶液）の方が10%ポビドンヨード製剤の原液よりも遊離ヨウ素が25倍程度高くなるんです。それ以上、薄めてしまうと遊離ヨウ素の濃度は低くなってしまいますけどね…。

Point。

ポビドンヨードは原液よりも希釈液の方が迅速な殺菌力を示す。

Dr. 矢野 う～ん。「希釈すると、キャリアへのヨウ素の結合が弱まり、溶液中の遊離ヨウ素が増加する」という部分の理解がもう一つ足りないかな。

ポビ君 そうですね。皆さん、同じ疑問を持たれるようです。やはり、イメージを作り上げることが大切かもしれません。ならば、たとえ話を一つ提供しましょう。幼児に人気のキャラクターが登場するようなイベントが大きな遊園地で開催されると、多数の幼児と保護者が来場しますね。その場合、入場口では幼児は保護者と手を繋いでゆっくりと歩いて移動します。手を繋いでいないと、多数の人々のなかに幼児が紛れ込んでしまって、

迷子になってしまうからです。

Dr. 矢野 そうだね。

ポビ君 そして、入場した後に大きな芝生広場があると、幼児は保護者から解き放たれて走ってゆき、そこで遊び始めます。すなわち、入場口の近くのように、幼児と保護者の単位面積当たりの密度が高いときには、幼児は手を繋いでいますが、芝生広場のように密度が高くないときには幼児は自由になります。この自由になった幼児を遊離ヨウ素、保護者をキャリアとしたら、イメージが湧くのではないでしょうか。

Dr. 矢野 なるほど。「希釈すると、キャリア（保護者）へのヨウ素（幼児）の結合（手を繋ぐ）が弱まり、溶液中（芝生広場の中）の遊離ヨウ素（自由になった幼児）が増加する」というイメージは湧き上がるね。よく理解できたよ。それなら、希釈すれば遊離ヨウ素が多くなるんだから、常に希釈して使用すればいいんじゃないの？

ポビ君 そうでもないんですよ。世の中、そんなに甘くない。僕（ポビドンヨード）は有機物が存在すると殺菌力が著明に低下してしまうのです。その低下レベルは希釈液では大きいんです。すなわち、遊離ヨウ素を増加させるには希釈したいところだけど、有機物があると、効果が低下してしまう。そのバランスが難しいんです。

Dr. 矢野 そうなんだね。

ポビ君 だから、試験管内のように有機物がない環境では希釈液の方が速効性の殺菌力を示すけど、臨床現場は有機物だらけの環境なので、原液の方がいいんです。原液を使用すると、速効性がないので、塗布後には時間を要します。殺菌力の効果がみられるまで2分間を要することから、「乾くまで待て！」なんて言われることがありますよね。ときどき、乾くときに効果がみられるなんていう都市伝説があるけど、そうではないです。

Dr. 矢野 そうなんだ。ところで、ポビ君はどういった微生物を殺滅するのかな？

ポビ君 グラム陽性菌、グラム陰性菌、一部の芽胞形成細菌（クロスト

リジウム属など）に有効です。また、結核菌、真菌、ウイルスにも有効です[1-3]。でも、細菌の芽胞には効果はありません。

Point

ポビドンヨードは結核菌、真菌、ウイルス、細菌に有効である。細菌の芽胞は殺滅できない。

Dr. 矢野 フーン、そうなんだ。具体的にはポビ君はどのように使用されているのかな？

ポビ君 もっぱら、生体消毒薬として使用されています。手術野や血管内カテーテル挿入部の消毒などです。

Dr. 矢野 ポビ君を使用するときの注意点はあるかな？

ポビ君 あります。ヨウ素を含有した消毒薬はシリコーンチューブに悪影響を与えることがあるので、シリコーンカテーテルには使用しないでください。また、吸収の問題もあります。僕は粘膜、熱傷部位、新生児の皮膚から吸収されてしまいます。だから、そのような部位に何回も使用すると、血中のヨウ素濃度が上昇して甲状腺機能異常を呈することがあります。

Point

ポビドンヨードは粘膜、熱傷部位、新生児の皮膚から吸収されて、甲状腺機能異常を呈することがある。

ポビ君 また、大量かつ長時間の接触によって接触皮膚炎や皮膚変色があらわれることがあるので、溶液の状態で長時間皮膚と接触させないように

してくださいね。例えば、手術時に体の下にたまった状態とかガーゼやシーツにしみ込み湿った状態で、長時間皮膚と接触しないようしてください。

Point

> ポビドンヨード溶液が皮膚に大量かつ長時間接触すると、接触皮膚炎や皮膚変色があらわれることがある。

Column

ポリビニルピロリドン

　ポリビニルピロリドンは歯磨き粉、口腔ケア製品、化粧品、スキンケア製品などに含まれているので、ほとんどの人は知らない間に使用しています。その分子構造は、ビニルピロリドンという単位が重合して形成された高分子の長い鎖となっています。この鎖は、直鎖状、分岐した構造、複数の鎖が結合したネットワーク構造を取ることがあります。したがって、分子レベルで見ると、ポリビニルピロリドンは紐のような形状ではなく、複雑な立体構造となっています。

　ポビドンヨードでは、ヨウ素がポリビニルピロリドンに取り込まれ、その鎖の間に均一に分散しています。そのため、ポビドンヨードを使用しても、ヨウ素がすべて溶け出してしまうことはありません。ポリビニルピロリドンによって保護されているので、ヨウ素は持続的に放出されます。

[文献]
1) Traore O, et al. An in-vitro evaluation of the activity of povidone-iodine against nosocomial bacterial strains. J. Hosp. Infect. 1996;34:217-222. DOI: 10.1016/s0195-6701（96）90069-9.
2) McLure AR, Gordon J. In-vitro evaluation of povidone-iodine and chlorhexidine against methicillin-resistant *Staphylococcus aureus*. J. Hosp. Infect. 1992;21:291-299. DOI: 10.1016/0195-6701（92）90139-d.
3) Davies JG, et al. Preliminary study of test methods to assess the virucidal activity of skin disinfectants using poliovirus and bacteriophages. J. Hosp. Infect. 1993;25:125-131. DOI: 10.1016/0195-6701（93）90103-7.

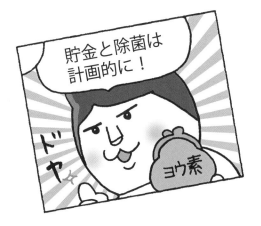

■次亜塩素酸ナトリウム

ここで学ぶこと

① 次亜塩素酸ナトリウムは幅広い殺菌力を有し、有害な生成物を残さず、水の硬度に影響されず、安価で速効性があり、微生物やバイオフィルムを除去し、毒性の発生率が低い。

② 次亜塩素酸ナトリウムは環境表面の消毒に用いられることが多く、血液のこぼれを処置するときの濃度は 500〜5,000ppm が推奨される。

③ ノロウイルス対策での環境消毒薬としては 1,000〜5,000ppm が推奨される。

④ クロイツフェルト・ヤコブ病の患者の中枢神経系組織や脳脊髄液で汚染された環境表面については、20,000ppm 以上の濃度で 1〜2 時間表面を濡らすことが推奨される。

⑤ 濃度が 500ppm 以上の次亜塩素酸ナトリウムは金属への腐食性がある。また、塩酸や酸性洗浄剤と反応すると有毒な塩素ガスを放出する。

登場人物（薬物）

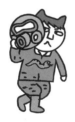

ジア君
（次亜塩素酸ナトリウム）

Dr. 矢野

Dr. 矢野 ジア君（次亜塩素酸ナトリウム）が道を滑るようにして、こちらに走ってきた。彼は様々な状況での消毒薬として活躍しているので、ぜひともお話を聞きたいと思う。ジア君、すこしいいかな。

ジア君（次亜塩素酸ナトリウム） いいですよ。今は暇だから…。

Dr. 矢野 君は塩素系消毒薬の中で最も広く使用されている次亜塩素酸塩の仲間だよね。僕は化学に弱いから聞きたいのだけれども、次亜塩素酸塩の「塩」というのはどういう意味かな？ 舐めると塩の味がするのかな？

ジア君 次亜塩素酸塩とは、次亜塩素酸と金属イオンなどが反応して生成される塩のことだよ。その一つが僕（次亜塩素酸ナトリウム）なんだ。僕は、水酸化ナトリウム水溶液に塩素ガスを吸収させて製造されているよ。

Dr. 矢野 そうなんだ。ところで、どうして、ジア君は消毒薬として人気なのかな？

ジア君 自己評価が高すぎと言われるかもしれないけど、正直に言うね。幅広い殺菌力を有し、有害な生成物を残さず、水の硬度に影響されず、安価で速効性があり、器材や環境表面に強く付着している微生物やバイオフィルムを除去し、深刻な毒性の発生率が低い[1]というのが人気の理由かな。

Point

> 次亜塩素酸ナトリウムは幅広い殺菌力を有し、有害な生成物を残さず、水の硬度に影響されず、安価で速効性があり、器材や環境表面に強く付着している微生物やバイオフィルムを除去し、毒性の発生率が低い。

Dr. 矢野 ジア君はどの程度の濃度で使用するといいのかな？

ジア君 血液が床などに大量にこぼれ落ちたときには 5,000ppm、少量の場合は 500ppm が推奨されているよ[2]。僕は血液の存在下で不活化されるので[3-5]、大量の血液がこぼれた場合は、僕を適用する前に表面を洗浄し

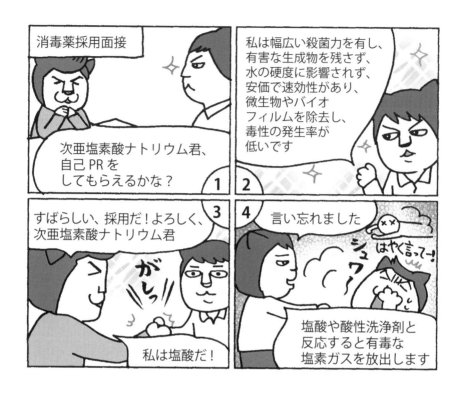

てほしいな[6]。

Dr.矢野 そうなんだ。その他には？

ジア君 ノロウイルス対策での環境消毒薬としては1,000〜5,000ppmで用いられているよ[7]。そして、クロイツフェルト・ヤコブ病の患者の中枢神経系組織や、脳脊髄液で汚染された環境表面については、20,000ppm以上の濃度で1〜2時間表面を濡らすことが推奨されているんだ[2]。

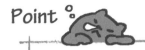

Point

> 次亜塩素酸ナトリウムは環境表面の消毒に用いられることが多く、血液のこぼれを処置するときの濃度は 500〜5,000ppm が推奨される。
> ノロウイルス対策での環境消毒薬としては 1,000〜5,000ppm が推奨される。
> クロイツフェルト・ヤコブ病の患者の中枢神経系組織や脳脊髄液で汚染された環境表面については、20,000ppm 以上の濃度で 1〜2 時間表面を濡らすことが推奨される。

Dr. 矢野 そうなんだ。ここで人体に与える影響についての質問だけど、眼に入ったり、誤って飲んでしまった場合にはどうなるのかな？

ジア君 高濃度の製剤（6% 次亜塩素酸ナトリウム水溶液）が眼に入れば刺激性があるね。飲んでしまった場合には、口腔・咽頭、食道、胃に化学熱傷を引き起こすことがあるよ[8, 9]。

Dr. 矢野 器材に与える影響は？ 錆びることがあると聞いたけど。

ジア君 その通り。濃度が 500ppm 以上であれば金属への腐食性があるね。布地の場合には、変色したり、漂白されてしまうことがあるよ[11]。塩酸や酸性洗浄剤と反応すると、有毒な塩素ガスを放出する危険性があるから注意してね[8, 10]。

Point

> 濃度が 500ppm 以上の次亜塩素酸ナトリウムは金属への腐食性がある。

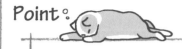

Point

次亜塩素酸ナトリウムが塩酸や酸性洗浄剤と反応すると、有毒な塩素ガスを放出する。

Dr. 矢野 それは大変だね。気を付けよう。ジア君を保管するときの方法について教えてくれるかな。

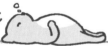 次亜塩素酸ナトリウム水溶液を密閉された不透明なプラスチック容器に入れて室温（23℃）で保管すると、1カ月で遊離塩素*の40〜50%を失うよ。従って、調整してから30日目に遊離塩素500ppmの溶液を希望するならば、0日目に1,000ppmの塩素を含む溶液を調製してほしいな。しかし、密閉された茶色のボトルに保管すれば、30日後でも分解されないよ[3,11]。

*註：水中の殺菌力のある塩素のこと。

Point

次亜塩素酸ナトリウム水溶液は茶色の密閉ボトルに保管すれば30日後でも分解されない。

[文献]

1) Heidemann SM, Goetting MG. Treatment of acute hypoxemic respiratory failure caused by chlorine exposure. Pediatr. Emerg. Care 1991;7:87-88. DOI: 10.1097/00006565-199104000-00006.
2) CDC. Guidelines for environmental infection control in health-care facilities, 2013. https://www.cdc.gov/infectioncontrol/pdf/guidelines/environmental-guidelines-P.pdf（2023年12月閲覧）
3) Weber DJ, et al. The effect of blood on the antiviral activity of sodium hypochlorite, a phenolic, and a quaternary ammonium compound. Infect. Control Hosp. Epidemiol. 1999;20:821-827. DOI: 10.1086/501591.
4) Van Bueren J, et al. Inactivation of HIV-1 by chemical disinfectants: sodium hypochlorite.

Epidemiol. Infect. 1995;115:567-579. DOI: 10.1017/s0950268800058738.

5） Coates D. Disinfection of spills of body fluids: how effective is a level of 10,000 ppm available chlorine? J. Hosp. Infect. 1991;18:319-322. DOI: 10.1016/0195-6701（91）90190-j.

6） Chitnis V, et al. Practical limitations of disinfection of body fluid spills with 10,000 ppm sodium hypochlorite（NaOCl）. Am. J. Infect. Control 2004;32:306-308. DOI: 10.1016/j.ajic.2003.10.007.

7） CDC. Updated norovirus outbreak management and disease prevention guidelines, 2011. https://www.cdc.gov/mmwr/pdf/rr/rr6003.pdf（2023 年 12 月閲覧）

8） Haag JR, Gieser RG. Effects of swimming pool water on the cornea. JAMA 1983;249:2507-2508.

9） CDC. Chemical Disinfectants. https://www.cdc.gov/infectioncontrol/guidelines/disinfection/disinfection-methods/chemical.html （2023 年 12 月閲覧）

10） Gapany-Gapanavicius M, et al. Pneumomediastinum. A complication of chlorine exposure from mixing household cleaning agents. JAMA 1982;248:349-350. DOI: 10.1001/jama.248.3.349.

11） Rutala WA, et al. Stability and bactericidal activity of chlorine solutions. Infect. Control Hosp. Epidemiol. 1998;19:323-327. DOI: 10.1086/647822.

■ペルオキソ一硫酸水素カリウム

ここで学ぶこと

① ペルオキソ一硫酸水素カリウムが環境消毒に使用されている。

② ペルオキソ一硫酸水素カリウムは金属素材や樹脂素材への影響が小さく、塩素臭はほとんどない。

登場人物（薬物）

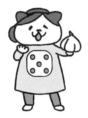

ペルオキさん（ペルオキソ
一硫酸水素カリウム）

Dr. 矢野

Dr. 矢野 ニンニクを食べた後は、吐く息のみならず体臭もニンニク臭くなる。だから、結婚式とか会議など大切な予定が入っている前日にはニンニクを食べないようにする人が多い。もし、外見も味も調理法も全く変わらず、かつ、翌日の臭いも気にならないようなニンニクが野菜売り場で販売されていたら、そちらを購入する人は多いのではないだろうか。

　環境消毒では次亜塩素酸ナトリウムが用いられることが多い。しかし、塩素臭や金属腐食性などのために、日常的な環境消毒として使用するには問題がある。アルコールや第四級アンモニウム塩でもいいのではという人

もいるかもしれないが、アルコールは速乾性であるがゆえに、微生物との
接触時間を確保できない。また、アクリルなどを劣化させやすい。第四級
アンモニウム塩は抗微生物スペクトルが狭い。やはり、次亜塩素酸ナトリ
ウムのような効果が期待できて、かつ、塩素臭や金属腐食性がない消毒薬
があればそちらを選択したくなるであろう。ペルオキソ一硫酸水素カリウム
がそれだ。塩素系の環境消毒薬であるにもかかわらず、塩素臭がほとん
どなく、金属腐食性など素材に対する影響が少ない。

　我々は「ペルオキさん」と呼んでいるが、彼女にいろいろ聞いてみよう。
ペルオキさん、こんにちは。最近、透析室などでご活躍と聞いていますが、
お話を伺えますか？

　ペルオキさん　こんにちは。もちろんです。

　Dr. 矢野　貴方がどのように殺菌力や洗浄力を呈しているのかを知りたい
と思います。簡単に解説してもらえますか？

　ペルオキさん　自慢話になってしまいますが、私は「ペルオキソ一硫酸水素
カリウム配合除菌・洗浄剤（ルビスタ®）」として人気がある環境消毒・
洗浄剤なんです。主成分はペルオキソ一硫酸水素カリウムです。水に溶解
すると、ペルオキソ一硫酸水素カリウムが配合成分の一つである塩化ナト
リウムを酸化して、次亜塩素酸を生成します[1]。この次亜塩素酸は強力な
殺菌力を持っています。さらに、次亜塩素酸が有機物と反応した後に生じ
る塩化物イオンは塩化ナトリウムとなり、新たな次亜塩素酸の供給源とな
ります。これを繰り返しています。

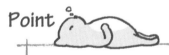

Point

> ペルオキソ一硫酸水素カリウム配合除菌・洗浄剤は塩素系消毒薬であ
> り、環境消毒・洗浄剤として使用されている。

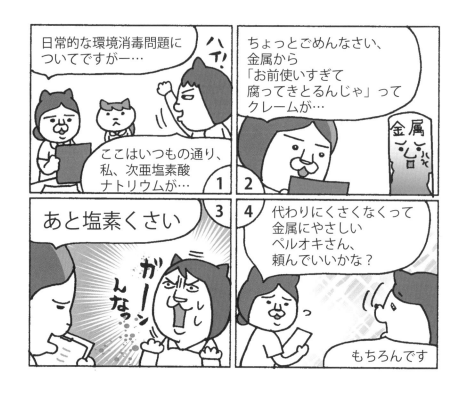

Dr. 矢野 ペルオキさんは塩素系消毒薬なので、金属腐食性などの問題も出てくるのじゃないのかな？ また、塩素臭もあるのかな？

ペルオキさん 私は金属素材や樹脂素材への影響が小さいことで知られています。確かに、アルミニウムは光沢が消失し、銅は変色することはありますが、種々の金属やプラスチックなどの素材にはほとんど影響しません[1]。真鍮、銅、亜鉛メッキ鉄などの金属、大理石については劣化させる恐れはあるけれども、これらの金属や大理石が病院で使用されていることは稀なので、臨床現場での環境消毒薬としては問題ないと考えて結構です。塩素臭はほとんどありません。

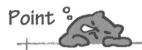

Point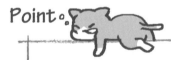

> ペルオキソ一硫酸水素カリウム配合除菌・洗浄剤は金属素材や樹脂素材への影響が小さい。また、塩素臭はほとんどない。

Dr. 矢野 そうなんだ。だから、透析室のように環境に付着している血液を恐れている臨床現場での環境消毒薬として頻用されているんだね。

ペルオキさん その通りです。もう一つ付け加えたいことは、ペルオキソ一硫酸水素カリウム配合除菌・洗浄剤には陰イオン性界面活性剤（ドデシルベンゼンスルホン酸ナトリウム）が含有されていることです。ご存じの通り、消毒の前には必ず洗浄する必要があります。洗浄が不十分であれば消毒も不十分になるからです。私には界面活性剤が含まれていることから、洗浄力も期待されています。ですから、環境表面の消毒・洗浄にはとても有効なんです。ただし、手指消毒薬のように生体には使用しないでくださいね。

Point

> ペルオキソ一硫酸水素カリウム配合除菌・洗浄剤には陰イオン性界面活性剤が含有されているので洗浄力も強い。

Dr. 矢野 大変よくわかりました。今後は、環境表面の消毒・洗浄において君の活躍する場面がどんどん増えそうだね。ありがとう。

[文献]
1) 岡上晃, 他：複合型塩素系除菌・洗浄剤の各種環境表面素材に対する影響に関する検討. 環境感染誌 2015; 30: 325-330. DOI.org/10.4058/jsei.30.325.

■ジクロロイソシアヌル酸ナトリウム

ここで学ぶこと

① ジクロロイソシアヌル酸ナトリウムは哺乳瓶や乳首の消毒、トイレや浴室の消毒、プールや浄化槽の消毒などに使用されている。

② ジクロロイソシアヌル酸ナトリウムは塩素系の消毒薬であるが、次亜塩素酸ナトリウムよりも、強い殺菌力を持続させることができる。

③ ジクロロイソシアヌル酸ナトリウムは最終的には無害な成分となる。

登場人物（薬物）

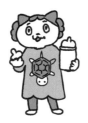

ジクロロさん（ジクロロイ
ソシアヌル酸ナトリウム）

Dr. 矢野

Dr. 矢野 先日、薬局で哺乳瓶や乳首の消毒薬を見ていたら、ジクロロイソシアヌル酸ナトリウムを主成分とした製剤が販売されていた。ジクロロさん（ジクロロイソシアヌル酸ナトリウム）は昔から知っている知人（薬）だったのでびっくりした。久しぶりにジクロロさんと話ができるということなので、インタビューさせてもらおう。ジクロロさん、お元気ですか？インタビューいいかな。

ジクロロさん お久しぶり。いいですよ。

Dr. 矢野 君は哺乳瓶や乳首の消毒薬として昔から使用されているけど、排水溝の悪臭の対策コーナーでもジクロロさんを主成分とした製剤が販売されていたよ。そして、悪臭やヌメリを除去するなんて記載されていたよ。

ジクロロさん そうなんです。私は固形の製剤（粉状、顆粒状、錠剤など）であり、通常は水に溶解させて使用されています。特に、哺乳瓶や乳首、トイレや浴室の消毒などに利用されています。プールや浄化槽の消毒でも活躍しています。海外では食品添加物として認可されている所もあるんですよ。

Dr. 矢野 そうなんだ。ジクロロさんは名前から推測すると、塩素系の消毒薬なんだよね。

ジクロロさん その通り。錠剤や顆粒などで販売されているけど、水に溶かすと次亜塩素酸を生成するんです。だから、塩素系消毒薬なのです。私（ジクロロイソシアヌル酸ナトリウム）は次亜塩素酸ナトリウムよりも、強い殺菌力を持続させることができます。その理由を言いますね。

Dr. 矢野 うん、お願いします。

ジクロロさん まず、私を水に溶かすと、全有効塩素量の50％のみを遊離塩素として放出します。残りの塩素は結合塩素（モノクロロイソシアヌル酸またはジクロロイソシアヌル酸）として温存しているのです。そして、遊離塩素が使い果たされると、結合塩素から遊離塩素を放出します[1]。これが持続性を示す理由です。また、次亜塩素酸ナトリウム溶液はアルカリ性であるのに対し、私は弱酸性です。そのため、殺菌力の強い次亜塩素酸（分子）の割合が高いのです［酸性電解水（次亜塩素酸水）の項を参照］。これが殺菌力が強い理由です。

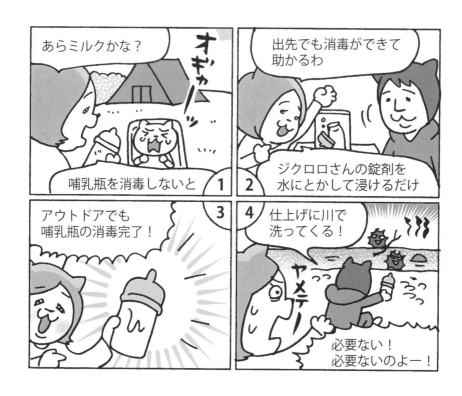

Point

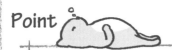

ジクロロイソシアヌル酸ナトリウムは塩素系の消毒薬であり、次亜塩素酸ナトリウムよりも、強い殺菌力を持続させることができる。

Dr. 矢野 ジクロロさんは哺乳瓶や乳首の消毒薬ということから、とても安全な消毒薬なんだよね。

ジクロロさん そうです。私（ジクロロイソシアヌル酸ナトリウム）で哺乳瓶を消毒したあとは、すすがなくても無害な成分に分解します[2]。水や唾

液と接触すると速やかに加水分解されてイソシアヌル酸となるからです。イソシアヌル酸には遺伝毒性、発がん性、催奇形性がないことがわかっています。そのため、海外では緊急時に飲料水を消毒する手段としても使用されています。

Point

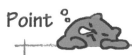

ジクロロイソシアヌル酸ナトリウムは最終的には無害な成分となる。

Dr. 矢野 そうなんだ。安心した。いろいろ教えてくれてありがとう。

[文献]
1) Bloomfield SF. The antibacterial properties of sodium dichloroisocyanurate and sodium hypochlorite formulations. J Appl Bacteriol. 1979;46:65-73. DOI: 10.1111/j.1365-2672.1979.tb02582.x.
2) WHO. Guidelines for drinking-water quality, 4th edition, incorporating the 1st addendum. https://www.who.int/publications/i/item/9789241549950 (2023 年 12 月閲覧)

■酸性電解水 （次亜塩素酸水）

ここで学ぶこと

① 酸性電解水（次亜塩素酸水）には強酸性、弱酸性、微酸性がある。

② 強酸性電解水（強酸性次亜塩素酸水）のpHは2.7以下、弱酸性はpH2.7～5.0、微酸性はpH5～6.5である。

③ 次亜塩素酸ナトリウム水溶液は100～200ppmの遊離塩素濃度で使用することが多いが、酸性電解水（次亜塩素酸水）では20～60ppmで同等の効果を発揮できる。

④ 次亜塩素酸ナトリウムを薄めても、酸性電解水（次亜塩素酸水）にはならない。

登場人物

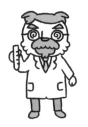
酸性電解水の専門家

Dr. 矢野

Dr. 矢野 何年も前から、酸性電解水（次亜塩素酸水）のことが気になっていた。しかし、酸性電解水（次亜塩素酸水）は食品添加物として用いられており、医療現場では使用されていないので、あまり興味がなかった。ところが、新型コロナウイルスが登場してから、アルコールが不足した時

期があり、そのときに脚光を浴びていた。そこで、酸性電解水（次亜塩素酸水）の専門家にお話を伺うことにした。よろしくお願いいたします。

専門家 こちらこそ、よろしくお願いいたします。

Dr. 矢野 まず、確認したいことがあります。「酸性電解水＝次亜塩素酸水」でよろしかったでしょうか？

専門家 はい。その通りです。「酸性電解水＝次亜塩素酸水」で結構です。酸性電解水（次亜塩素酸水）には強酸性、弱酸性、微酸性の３種類があります。

Dr. 矢野 え！３種類もあったのですか。酸性電解水（次亜塩素酸水）だけで話が完結すると思っていました。これらはどう違うのでしょうか？

専門家 強酸性電解水（強酸性次亜塩素酸水）は有隔膜電解槽（陽極側と陰極側を膜で仕切った電解槽）で食塩水を電気分解し、陽極側に生成されます。弱酸性電解水（弱酸性次亜塩素酸水）も有隔膜電解槽で食塩水を電気分解し、陽極側に生成されますが、pH を調整するために陽極から得られる水溶液に陰極から得られる水溶液を加えます。そして、微酸性電解水（微酸性次亜塩素酸水）は有隔膜電解槽または無隔膜電解槽で塩酸もしくは食塩水を電気分解して生成します[1]。

Point

> 酸性電解水（次亜塩素酸水）には強酸性、弱酸性、微酸性の３種類がある。

Dr. 矢野 そうですか。強酸性と弱酸性は食塩水の電気分解、微酸性は塩酸もしくは食塩水の電気分解で作られるのですね。強酸性、弱酸性、微酸性というからには pH に違いがありますか。

専門家 はい。その通りです。この pH がとても重要なんです。酸性電

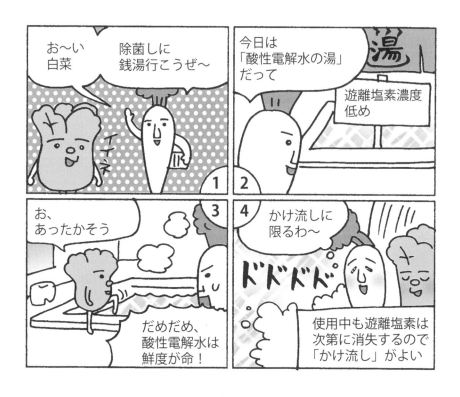

解水（次亜塩素酸水）では次亜塩素酸ナトリウム水溶液と同様に、遊離塩素が重要な働きをしています。遊離塩素というのは水中の殺菌力のある塩素のことであり、塩素ガス・次亜塩素酸（分子）・次亜塩素酸イオンの3種類を合わせたものです。遊離塩素とpHの関係はとても大切なので、例え話をしてみたいと思います。

Dr. 矢野 例え話は歓迎です。一気に理解を深めることができますので…。

専門家 某小学校に、いたずら盛りの低学年児童50人を集めたクラスがあったとします。そのようなクラスを担当する教師はさぞかし大変なことでしょう。

Dr. 矢野 そうですね。考えるだけで、ゾッとしまね。私には不可能です。

専門家 このようなクラスを担当する教師の「厳しさレベル」を1〜14

段階で表現したいと思います。最も厳しいのがレベル14で、最も優しいのがレベル1です。レベル10以上では、教師が厳しいので50人の児童全員が椅子に座って授業を受けます。しかし、レベルが9以下になってくると、後ろを向いたり、コソコソと友達と話をし始め、レベルが4〜6になると、ワイワイガヤガヤととても活発になってきます。この「厳しさレベル」では、元気な子どもを多数見ることになります。そして、レベルが4未満になると、椅子から立ち上がって、教室のみならず、廊下まで走りだす児童がでてくるのです。

Dr. 矢野 確かにそうですね。教師が厳しいと児童は大人しく、厳しさが減少してくると活発となり、あまりにも厳しさがないと、教室外に出歩くかもしれませんね。

専門家 この「厳しさレベル」をpH、大人しい児童を次亜塩素酸イオン、活発な児童を次亜塩素酸（分子）、そして、教室外に出て行ってしまう児童を塩素ガスに置き換えるとどうなるでしょうか。

Dr. 矢野 そうですね。pHが高いと次亜塩素酸イオンが占める割合が大きく、pHが4〜6になってくると、次亜塩素酸（分子）の割合が高くなり、そして、pHが低くなると塩素ガスが発生するということですね（図3）。

専門家 その通り。水溶液のpHによって、次亜塩素酸イオン、次亜塩素酸（分子）、塩素ガスが存在する割合が変わるのです。そして、殺菌力の強さでは、次亜塩素酸（分子）は次亜塩素酸イオンの約80倍と言われています[2]。すなわち、次亜塩素酸のパワーが最も強力に発揮されるのは弱酸域（pH4〜6）ということになります。そして、pH7より高くなると（アルカリ性になると）殺菌力が弱くなるのです（図4）。

Dr. 矢野 なるほど。すると、同じ遊離塩素濃度であっても、酸性電解水（次亜塩素酸水）は次亜塩素酸ナトリウム水溶液よりも強い殺菌力を示すということですか？

専門家 その通りです。通常、次亜塩素酸ナトリウム水溶液は100〜200ppmの遊離塩素濃度で使用することが多いですが、酸性電解水（次亜

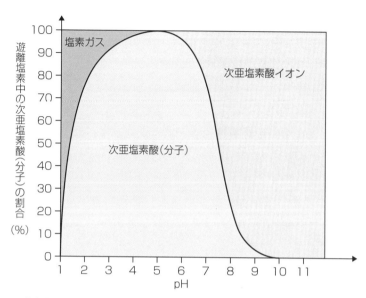

図3　遊離塩素とpHの関係

pHが4～6では次亜塩素酸(分子)の割合が高く、これよりもpHが高くなると次亜塩素酸イオンが占める割合が大きくなる。また、pHが低くなると塩素ガスが発生する。

塩素酸水）では20～60ppmで同等の効果を発揮できます（**表1**）。

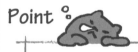

> 次亜塩素酸ナトリウム水溶液は100～200ppmの遊離塩素濃度で使用することが多いが、酸性電解水（次亜塩素酸水）では20～60ppmで同等の効果を発揮できる。

Dr.矢野 ところで、次亜塩素酸ナトリウムを薄めれば、酸性電解水（次亜塩素酸水）になるでしょうか?

専門家 次亜塩素酸ナトリウムを薄めても　酸性電解水（次亜塩素酸水）にはなりません。次亜塩素酸ナトリウムと酸性電解水（次亜塩素酸水）は

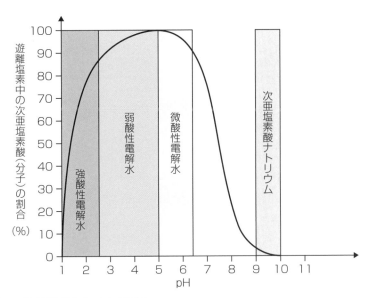

図4　酸性電解水とpHの関係

次亜塩素酸ナトリウムの原液は、遊離塩素濃度5〜6%(pH12.0程度)であるが、使用時には希釈して、200〜1,000ppm(pH9.0〜10.0)で用いられている。

表1　酸性電解水の酸性度と遊離塩素濃度

種類	酸性度	遊離塩素濃度
強酸性電解水（強酸性次亜塩素酸水）	pH 2.7 以下	20〜60ppm
弱酸性電解水（弱酸性次亜塩素酸水）	pH 2.7〜5.0	10〜60ppm
微酸性電解水（微酸性次亜塩素酸水）	pH 5.0〜6.5	10〜80ppm

　異なったものです。次亜塩素酸ナトリウムはアルカリ性で、酸化作用を持ちつつ、原液で長期保存ができます[3]。一方、酸性電解水（次亜塩素酸水）は酸性で、次亜塩素酸ナトリウムと比べて不安定です。殺菌力が強いという反面、時間とともに次第に殺菌力は消失してゆきます。

　Dr.矢野　そうなんですね。次亜塩素酸ナトリウムと酸性電解水（次亜塩素酸水）の相違点は「アルカリ性と酸性」「安定と不安定」ということな

んですね。

専門家 その通りです。ただ、次亜塩素酸ナトリウムに、酸を加えたり、イオン交換することで酸性に調整したものが次亜塩素酸水として販売されています。これは広義の次亜塩素酸水に含まれることになります。ジクロロイソシアヌル酸ナトリウムを水に溶かしたものも、広義の次亜塩素酸水と言えます（図5）[3]。

Dr. 矢野 狭義の次亜塩素酸水には食塩水や塩酸を電気分解した酸性電解水（次亜塩素酸水）があり、広義の次亜塩素酸水には「次亜塩素酸ナトリウムを酸性に調整したもの」や「ジクロロイソシアヌル酸ナトリウムを水に溶かしたもの」があるんだ。

専門家 その通り。これが、次亜塩素酸水や次亜塩素酸ナトリウムについて混乱させている原因でもあるんです。

Dr. 矢野 よくわかりました。ところで、酸性電解水（次亜塩素酸水）は遊離塩素濃度が低いので、塩素臭が少なそうですね。

専門家 そうです。酸性電解水（次亜塩素酸水）では低い遊離塩素濃度で効果があるので、塩素臭が少ないばかりでななく、野菜などに影響を与

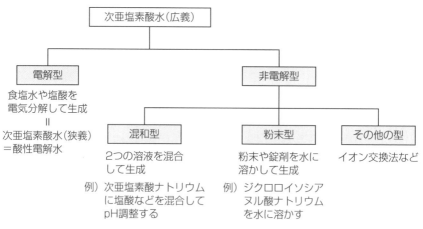

図5　広義の次亜塩素酸水

えにくいんです。だから、食品添加物に指定されているんですよ。

Dr. 矢野 じゃあ。酸性電解水（次亜塩素酸水）を大量に産生して販売すればよいですね。

専門家 そう上手くはいかないんですよ。酸性電解水（次亜塩素酸水）は放置すると遊離塩素が消失してゆきます。そのため、保存使用できないので、製造装置から採取したら、すぐに使用しなければならないんです。だから、酸性電解水（次亜塩素酸水）が販売されるのではなく、その製造装置が流通しています[4]。

Dr. 矢野 確か、酸性電解水（次亜塩素酸水）は有機物に触れるとすぐに殺菌力が消失するんでしたよね。

専門家 そうです。酸性電解水（次亜塩素酸水）の遊離塩素濃度は低いので、食品の汚れは除去してから使用してください。使用中も遊離塩素は次第に消失するので「かけ流し」がよいと言われています[2]。

Point。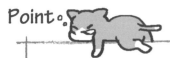

酸性電解水（次亜塩素酸水）は生成したら、すぐに使用する。「かけ流し」がよい。

Dr. 矢野 具体的に酸性電解水（次亜塩素酸水）を用いるときには、どの程度の遊離塩素濃度がよろしいでしょうか？

専門家 拭き掃除では80ppm以上にしてください。流水でかけ流す場合には、生成したばかりの遊離塩素濃度35ppm以上の酸性電解水（次亜塩素酸水）を使ってください[3]。元のよごれがひどい場合には200ppm以上が望ましいです[5]。

Dr. 矢野 よくわかりました。ありがとうございます。

アルカリ性電解水

　アルカリ性電解水は「食塩水を電解槽内で電気分解することで、陰極側に生成される水」です。もちろん、陽極側からは酸性電解水（次亜塩素酸水）が生成されます。pH が 8.0 より高いものをアルカリ性電解水とすることが多いですが、洗浄用には pH が 11.0〜12.0 のものが使用されています。アルカリ性電解水は界面活性剤が入っていないけれども、洗浄力があります。

　汚れには酸性とアルカリ性があり、汚れと反対の性質の電解水を使うことで汚れを落としやすくできます。アルカリ性電解水は酸性の汚れ（油汚れ、湯垢、手垢や皮脂、食べこぼしなど）に有効です。アルカリ性電解水は酸性電解水とは違って、安定性があるので、直射日光などを避ければ比較的長く（2〜3 カ月程度）使用できます。

[文献]
1) 厚生労働省. 次亜塩素酸水.
   https://www.mhlw.go.jp/stf/shingi/2r9852000002wy32-att/2r9852000002wybg.pdf（2023 年 12 月閲覧）
2) 厚生労働省. 次亜塩素酸水と次亜塩素酸ナトリウムの同類性に関する資料.
   https://www.mhlw.go.jp/shingi/2009/08/dl/s0819-8k.pdf（2023 年 12 月閲覧）
3) 厚生労働省. 新型コロナウイルスの消毒・除菌方法について.
   https://www.mhlw.go.jp/stf/seisakunitsuite/bunya/syoudoku_00001.html（2023 年 12 月閲覧）
4) 厚生労働省. 次亜塩素酸水の食品添加物指定に関連する資料.
   https://www.mhlw.go.jp/shingi/2009/08/dl/s0819-8m.pdf（2023 年 12 月閲覧）
5) 経済産業省，消費者庁，厚生労働省.「次亜塩素酸水」の使い方・販売方法等について（製造・販売事業者の皆さまへ）.
   https://www.meti.go.jp/press/2020/06/20200626013/20200626013-5.pdf（2023 年 12 月閲覧）

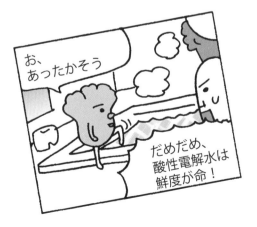

③ 低水準消毒薬の仲間
■クロルヘキシジングルコン酸塩

ここで学ぶこと

① クロルヘキシジングルコン酸塩はグラム陽性菌への殺菌力は良好であるが、グラム陰性菌や真菌への殺菌力はいくらか弱い。結核菌への殺菌力はほとんどなく、殺芽胞効果はない。ウイルスについては、エンベロープ（＋）ウイルスへの有効性はあるが、エンベロープ（−）ウイルスへの有効性は低い。

② クロルヘキシジングルコン酸塩はアルコールほどの速効性はないものの持続効果がある。しかし、有機物があると殺菌力は低下する。綿やガーゼパッドなどの素材は有効成分を吸着してしまうので、濃度が低下する。

③ クロルヘキシジングルコン酸塩は「脳、脊髄、耳（内耳、中耳、外耳）」「腟、膀胱、口腔等の粘膜面」への使用は禁忌である。創傷部位や結膜嚢に使用することは禁忌ではないが、濃度に十分に注意する。

登場人物

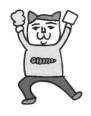

クロル君
（クロルヘキシジン）

Dr. 矢野

Dr. 矢野 手術時手洗いや手術部位消毒薬で頻回に使用されているクロルヘキシジンについて、理解を深めることはとても大切と思う。この機会にぜひとも、情報を収集したい。向こうから、すごいスピードで走ってくるのは、まさしくクロルヘキシジンだ。我々はクロルヘキシジンをクロル君と呼んでいる。クロル君、気持ちよさそうに走ってるけど、何かいいことでもあったのかな。

クロル君（クロルヘキシジン） 最近、手術部位や血管内カテーテルの挿入部位などにも頻用していただき、人気が上昇しているので気分がいいんです。何か、有名な芸能人になった気分です。

Dr. 矢野 そうだね。君は世界的に有名な消毒薬だね。いろいろ、質問したいことがあるけどいいかな。

クロル君 いいですよ。何なりと。今日は時間がたっぷりとありますんで…。

Dr. 矢野 クロル君は実際には、クロルヘキシジングルコン酸塩として活用されているけど、クロルヘキシジン単体では利用することは難しいのかな。

クロル君 そうです。僕（クロルヘキシジン）は水に溶けにくいので、グルコン酸塩にすることによって水溶性となったんです。

Point

> クロルヘキシジンは水に溶けにくいが、グルコン酸塩にすることによって水溶性となった。

Dr. 矢野 ふ～ん、そんな理由だったんだ。ところで、クロル君は様々な場面に利用されているけど、すべての微生物に有効ということはないよね。

クロル君 グラム陽性菌への殺菌力は良好ですけど、グラム陰性菌や真菌

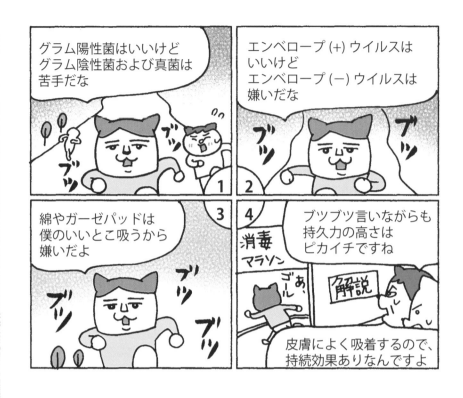

への殺菌力はいくらか弱いです。そして、結核菌への殺菌力はほとんどありません[1]。もちろん、殺芽胞効果もありません。

Dr. 矢野 そうなんだ。結核菌と芽胞には効果がないんだね。それでは、ウイルスについてはどうかな。

クロル君 エンベロープ（＋）ウイルス（単純ヘルペスウイルス、サイトメガロウイルス、ヒト免疫不全ウイルス、インフルエンザウイルス、RSウイルスなど）には有効性がありますが、エンベロープ（－）ウイルス（ロタウイルス、アデノウイルス、エンテロウイルスなど）への有効性は低いです[24]。

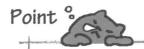

Point

> クロルヘキシジンはグラム陽性菌への殺菌力は良好であるが、グラム
> 陰性菌および真菌への殺菌力はいくらか弱い。結核菌への殺菌力がほ
> とんどなく、殺芽胞効果はない。ウイルスについては、エンベロープ
> （＋）ウイルスには有効性があるが、エンベロープ（－）ウイルスへの有
> 効性は低い。

Dr. 矢野 クロル君には速効性はあるのかな。

クロル君 僕の殺菌力はアルコールよりも遅いですよ。そして、殺菌力は
血液などの有機物の存在に大きく影響されます。また、僕は陽イオンの消
毒薬だから、石鹸や陰イオンもしくは非イオン性界面活性剤などによって、
殺菌力が減少します[1,5]。さらに、綿やガーゼパッドなどの素材を使用す
ると有効成分を吸着してしまうので、濃度が低下します。

Dr. 矢野 自分の弱点を述べてくれたんだね。でも、クロル君には持続効
果がかなりあるという有利な点があったよね[6-8]。アルコールベースの製
剤に低濃度（0.5〜1％）のクロルヘキシジンを加えることで、アルコール
単独よりも持続効果が相当増加することが知られている[8]。だから、手術
時手洗いに使用されているよね。

Point

> クロルヘキシジングルコン酸塩はアルコールほどの速効性はないが、
> 持続効果がある。しかし、有機物があると殺菌力は低下する。綿やガー
> ゼパッドなどの素材は有効成分を吸着してしまう。

クロル君 その通り。よくご存じですね。皮膚によく吸着するので、持続効果があります。そのため、手術部位、創傷周囲、血管内カテーテル挿入部位の皮膚の消毒に使用されているんです。

　もう少し加えると、僕には優れた安全性の歴史があって、皮膚を通して吸収されることはほとんどないんです。そして、アレルギー反応も極めてまれです。皮膚刺激が少なく、臭気がないし…。

Dr. 矢野 アレルギー反応は極めてまれとのことだけど、粘膜や創傷部位に使用することによって、ショックになったという事例があったから、膀胱・腟・口腔への使用が禁止になったよね[9]。

クロル君 そうなのですが、ショック症例の多くは適正濃度を超えた使用だったんです[10]。欧州各国では汎用されているけど、ショック症例のほとんどはわが国で報告されているんです。だから、適切な濃度での使用がとても大切と思います。

Dr. 矢野 そうだね。ここで使用禁忌を確認するよ。「脳、脊髄、耳（内耳、中耳、外耳）」への使用は禁忌だったね。聴神経および中枢神経に対して直接使用すると、難聴、神経障害を来すことがあるからね。また、「腟、膀胱、口腔等の粘膜面」も禁忌だよね。ショック、アナフィラキシーの症状の発現が報告されているからね。

クロル君 創傷部位や結膜嚢は禁忌になっていないけど、濃度には十分に気を付けてほしいです。

Point。

> クロルヘキシジングルコン酸塩は「脳、脊髄、耳（内耳、中耳、外耳）」「腟、膀胱、口腔等の粘膜面」への使用は禁忌である。創傷部位や結膜嚢は禁忌ではないが、濃度に十分に注意する。

Dr. 矢野 その他に、付け加えたいことはあるかな。

クロル君 保存については、日光にて着色するので、遮光容器で保存してほしいです。また、水道水や生理食塩水で希釈すると沈殿し、殺菌力が低下します。

Point

クロルヘキシジングルコン酸塩は遮光容器で保存する。

Dr. 矢野 いろいろ、教えてくれてありがとう。

［文献］
1) Larson EL. APIC Guidelines Committee. APIC guideline for handwashing and hand antisepsis in health care settings. Am. J. Infect. Control 1995;23:251-269. DOI: 10.1016/0196-6553（95）90070-5.
2) Platt J, Bucknall RA. The disinfection of respiratory syncytial virus by isopropanol and a chlorhexidine-detergent handwash. J. Hosp. Infect. 1985;6:89-94. DOI: 10.1016/s0195-6701（85）80023-2.
3) Krilov LR, Harkness SH. Inactivation of respiratory syncytial virus by detergents and disinfectants. Pediatr. Infect. Dis. 1993;12:582-584. DOI: 10.1097/00006454-199307000-00007.
4) Narang HK, Codd AA. Action of commonly used disinfectants against enteroviruses. J. Hosp. Infect. 1983; 4: 209-212. DOI: 10.1016/0195-6701（83）90052-x.
5) Walsh B, et al. The effect of handcream on the antibacterial activity of chlorhexidine gluconate. J. Hosp. Infect. 1987;9:30-33. DOI: 10.1016/0195-6701（87）90091-0.
6) Pereira LJ, et al. J. An evaluation of five protocols for surgical handwashing in relation to skin condition and microbial counts. J. Hosp. Infect. 1997;36:49-65. DOI: 10.1016/s0195-6701（97）90090-6.
7) Larson EL, et al. Alcohol for surgical scrubbing? Infect. Control. Hosp. Epidemiol. 1990;11:139-143. DOI: 10.1086/646137.
8) Aly R, Maibach HI. Comparative study on the antimicrobial effect of 0.5% chlorhexidine gluconate and 70% isopropyl alcohol on the normal flora of hands. Appl. Environ. Microbiol. 1979;37:610-613. DOI: 10.1128/aem.37.3.610-613.1979.
9) 岡野昌樹, 他：ヒビテン®消毒によりアナフィラキシー様症状を呈した4例. 皮膚 1983; 25（4）: 587-592. DOI.org/10.11340/skinresearch1959.25.587.
10) 刑部敦, 大久保憲. わが国におけるクロルヘキシジングルコン酸塩によるアナフィラキシー発生についての文献的考察, 日本環境感染学会誌 2015; 30（2), 127-134. DOI. org/10.4058/jsei.30.127.

■第四級アンモニウム化合物

ここで学ぶこと

① 界面活性剤にはイオン性界面活性剤が3種類（アニオン、カチオン、両性）、非イオン界面活性剤が1種類ある。代表的なカチオン界面活性剤には、ベンザルコニウム塩化物とベンゼトニウム塩化物がある

② ベンザルコニウム塩化物とベンゼトニウム塩化物は第四級アンモニウム化合物のグループに属している。

③ 第四級アンモニウム化合物には「洗浄力に優れる」「材質劣化等の影響が少ない」「臭いが気にならない」「環境表面に残留し持続効果が期待できる」という利点がある。

登場人物（薬物）

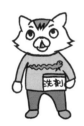

ベンザ君
（ベンザルコニウム）

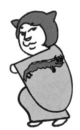

ベンゼさん
（ベンゼトニウム）

Dr. 矢野

Dr. 矢野 今日は第四級アンモニウム化合物の代表のベンザ君（ベンザルコニウム）とベンゼさん（ベンゼトニウム）に面接することになっています。彼らの素性がよくわからないので、それを明確にしたいと思います。

ベンザ君とベンゼさん、こんにちは。これから、君たちの所属などについて聞きたいことがあるけど、いいかな。

ベンザ君とベンゼさん いいですよ。私たちには隠すことはありませんので、何なりとご質問ください。

Dr. 矢野 ベンザ君とベンゼさんの素性を調べていると、「界面活性剤」「逆性石鹸」「第四級アンモニウム化合物」などの用語が出てくるし、挙句の果てには「界面活性剤」のなかでも、カチオン（陽イオン・プラスイオン）界面活性剤に属するなどと表現されている。もう、ごちゃごちゃになってしまうよ。これについて、わかりやすく整理してもらえないかな。まず、「界面活性剤」はどんなものかについてから話を始めてもらえるかな。そもそも、「界面」などという訳のわからない用語が混乱を招いていると思うんだけどね。

ベンザ君とベンゼさん そうですね。「界面」から名前が始まるところが問題かもしれません。「界面」とは「異なった性質を持つ2つの物質の間に存在する境界面」のことです。水と油は互いに混ざり合うことがないので、水と油が接触するところに境目があり、これを界面といいます。

Dr. 矢野 そうなんだ。すると「界面活性」は何かな？

ベンザ君とベンゼさん 「界面活性」とは、界面（通常混ざり合わない物質の境界面）を活性化させること、つまり混ざるようにすることです。これによって、本来混ざりあわない水と油が混ざるようになります。そのような作用を持つ薬剤が界面活性剤です。

Dr. 矢野 どうして、界面活性剤が水と油を混ぜることができるのかな？これらは、まさしく「水と油」の関係だから、そうは簡単には仲直りさせることはできないと思うけど…。

ベンザ君とベンゼさん 界面活性剤は、一つの分子に親水基と親油基（疎水基）*を持っているので、水と油の両方になじみやすいのです。親水基が水と手を結び、親油基が油と手を握るのです。界面活性剤は水と油を同時につかむことができるので、通常は分離してしまうはずの水と油が混ざり合

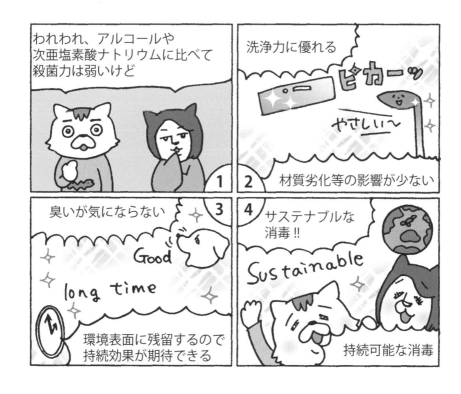

うことができるのです。この力を利用して、汚れを除去することができます。油や汗がしみ込んだ衣服の皮脂汚れは水だけでは除去することが困難ですが、界面活性剤を用いると親油基に皮脂汚れが吸着して衣類から除去することができます。

＊註：「基」は分子中のある特定の性質を示す部分につける名称。

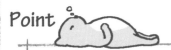

Point

> 界面活性剤は、一つの分子に親水基と親油基（疎水基）を持っており、これを用いると油と水が混ざり合うことができる。

Dr. 矢野 界面活性剤について、やっとわかった感じがする。それならば、「カチオン（陽イオン・プラスイオン）界面活性剤」というのは何かな。

ベンザ君とベンゼさん 界面活性剤は、親水基の電気的性質に基づいて4種類に分類されます。水中で電離してイオンとなるイオン性界面活性剤が3種類、イオンにならない非イオン（ノニオン）界面活性剤が1種類あります。そして、イオン性界面活性剤の3種類のうち、水に溶けた場合のイオンの種類により、アニオン（陰イオン・マイナスイオン）界面活性剤、カチオン（陽イオン・プラスイオン）界面活性剤、両性（陰イオンと陽イオンの両方を併せ持つ）界面活性剤に分類されます。両性界面活性剤は酸性水溶液中で陽イオンに、アルカリ性水溶液中で陰イオンになります（表2）。

Point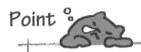

界面活性剤にはイオン性界面活性剤が3種類（アニオン、カチオン、両性）、非イオン界面活性剤が1種類ある。

Dr. 矢野 へえー。界面活性剤も奥深いものがあるね。これらは界面活性剤であることから、洗浄力があることは推測できるけど、殺菌力についてはどうかな。

表2 界面活性剤

	殺菌力	洗浄力
■イオン性界面活性剤		
・陽イオン（カチオン）界面活性剤	○	△
・陰イオン（アニオン）界面活性剤	×	◎
・両性（陰イオンと陽イオンの両方）界面活性剤	○	○
■非イオン性（ノニオン）界面活性剤	×	◎

ベンザ君とベンゼさん カチオン界面活性剤と両性界面活性剤には殺菌力はあるけれど、アニオン界面活性剤とノニオン界面活性剤には殺菌力はありません。代表的なカチオン界面活性剤には、「ベンザルコニウム塩化物」と「ベンゼトニウム塩化物」があります。そして、両性界面活性剤の代表が「アルキルジアミノエチルグリシン塩酸塩」です。これらは殺菌や消毒目的に使用されています。

Point。

> 代表的なカチオン界面活性剤には、ベンザルコニウム塩化物とベンゼトニウム塩化物がある。両性界面活性剤にアルキルジアミノエチルグリシン塩酸塩がある。

Dr. 矢野 ベンザ君とベンゼさんはカチオン（陽イオン）界面活性剤なので、陰イオンなどで中和されると殺菌力はなくなってしまうのかな。

ベンザ君とベンゼさん その通り。中和されてしまうと殺菌力が失われます。カチオン界面活性剤は、その電気的なプラスの性質によって殺菌力を発揮するからです。そのため、マイナスの電荷を持つアニオン界面活性剤（石鹸、洗剤、シャンプーなど）と混用すると、中和されて電気的性質が打ち消され、殺菌力が失われるのです。カチオン界面活性剤は石鹸とイオン的に逆の構造を持っているため「逆性石鹸」と呼ばれることもあります。

Point。

> ベンザルコニウム塩化物とベンゼトニウム塩化物はアニオン界面活性剤（石鹸、洗剤、シャンプーなど）と混用すると殺菌力が失われる。

Dr. 矢野 そうなんだ。気を付けなければならないね。ところで、君たちは「第四級アンモニウム化合物」の仲間と言われるけど、それは何のことかな。

ベンザ君とベンゼさん 私たち、ベンザルコニウムとベンゼトニウムは類似した物質であることから、総称して第四級アンモニウム化合物と呼ばれているんです。QUAT（クワット）*なんていうあだ名で呼ばれることもあります。セトリミド、塩化セチルピリジウムも第四級アンモニウム化合物の仲間ですが、ベンザルコニウムが消毒薬として最も広く用いられています。

*註：quaternary（第四級）の頭4文字。

Point

ベンザルコニウム塩化物とベンゼトニウム塩化物は第四級アンモニウム化合物のグループに属している。

Dr. 矢野 そうなんだ。ところで、君たちはどのような微生物を殺菌できるのかな。

ベンザ君とベンゼさん 第四級アンモニウム化合物は高濃度では一部の微生物に殺菌性ですが、基本的には静菌性かつ静真菌性です。細菌や真菌やエンベロープ（＋）ウイルスに対して有効ですが、芽胞や結核菌やエンベロープ（－）ウイルスに対しては効果は期待できません[1-6]。抗酸菌には若干の殺菌力があります[2,5]。

> 第四級アンモニウム化合物は細菌や真菌やエンベロープ（＋）ウイルスに対して有効である。芽胞や結核菌やエンベロープ（−）ウイルスには効果は期待できない。抗酸菌には若干の殺菌力がある。

Dr. 矢野 ふ〜〜ん。アルコールや次亜塩素酸ナトリウムに比較して、殺菌力は弱いんだね。それならば、第四級アンモニウム化合物の利点は何かな。

ベンザ君とベンゼさん 私たち（第四級アンモニウム化合物など）の利点は、「洗浄力に優れる」「材質劣化等の影響が少ない」「臭いが気にならない」「環境表面での持続効果が期待できる」などです。実際、アルコールはプラスチックやゴムなどの素材を劣化させることがあり、次亜塩素酸ナトリウムは金属の種類によって腐食を引き起こすことがあります。しかし、第四級アンモニウム化合物にはそのような問題はありません。すなわち、材質を気にすることなく、使用できるというのが優れた点と思います。また、アルコールや次亜塩素酸ナトリウムは臭いが気になりますが、そのような不快感を与えることもありません。

Dr. 矢野 なるほど。

ベンザ君とベンゼさん また、持続効果を期待できることも利点の１つです。次亜塩素酸ナトリウムはすぐに分解し、アルコールは蒸発してしまいます。そのため、これらは使用後早期に効果がなくなりますが、第四級アンモニウム化合物は環境表面に残留するので持続効果が期待できます。

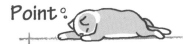
Point。

第四級アンモニウム化合物は「洗浄力に優れる」「材質劣化等の影響が少ない」「臭いが気にならない」「環境表面に残留するので持続効果が期待できる」という利点がある。

（Dr. 矢野）君たちの利点は理解できた。弱点もあると思うけど、それは何かな。

（ベンザ君とベンゼさん）私たちは硬水*が使用されると、不溶性の沈殿となります。そして、綿やガーゼパッドなどの素材は有効成分を吸着してしまうので、濃度が低下します。この点については気を付けてほしいと思っています。

*註：水にはマグネシウムやカルシウムが含まれており、硬水はこれらの成分を多く
　　　含んでいる。

（Dr. 矢野）とても、よくわかった。ありがとう。

石鹸

　石鹸は、動物や植物から抽出された天然の油脂とアルカリを使用して作られます。製造過程では、油脂から脂肪酸とグリセリンが分離されます。この脂肪酸とアルカリを反応させることで、石鹸が生成されます。アルカリとして、水酸化ナトリウムを使用すると固形石鹸や粉末石鹸ができ、水酸化カリウムを使用すると液体石鹸になります。つまり、石鹸は脂肪酸ナトリウムまたは脂肪酸カリウムと言えます。これらは界面活性作用を持ち、汚れを落とす効果があります。

　このように石鹸は天然油脂とアルカリから成るシンプルなものですが、合成洗剤では複雑な構造を持つ合成界面活性剤が使用されます。合成界面活性剤は主に石油を原料とし、化学反応を繰り返すことで合成されます。

アルキルジアミノエチルグリシン塩酸塩

　陽イオンと陰イオンの二つのイオン化官能基*を持つため両性界面活性剤と言われています。陽イオン界面活性剤の殺菌力と陰イオン界面活性剤の洗浄力を一分子内で持っているので、殺菌と洗浄が同時にできます。グラム陽性菌、グラム陰性菌、真菌の一部に有効ですが、多くのウイルスや芽胞には無効です。臭いはほとんどなく、環境消毒に用いられています。

　石鹸はアルキルジアミノエチルグリシン塩酸塩の殺菌力を弱めるので、石鹸を洗い流してから使用します。

*註：官能基とはその化合物の特徴的な反応性の原因となる原子や原子団のこと。

[文献]

1) Silverman J, et al. Comparative in vitro activity of antiseptics and disinfectants versus clinical isolates of *Candida* species. Infect. Control Hosp. Epidemiol. 1999;20:676-84. DOI: 10.1086/501564.

2) Best M, et al. Efficacies of selected disinfectants against *Mycobacterium tuberculosis*. J. Clin. Microbiol. 1990;28:2234-9. DOI: 10.1128/jcm.28.10.2234-2239.1990.

3) Best M, et al. Efficacy of a variety of disinfectants against Listeria spp. Appl. Environ. Microbiol. 1990;56:377-80. DOI: 10.1128/aem.56.2.377-380.1990.

4) Mbithi JN, et al. Chemical disinfection of hepatitis A virus on environmental surfaces. Appl. Environ. Microbiol. 1990;56:3601-4. DOI: 10.1128/aem.56.11.3601-3604.1990.

5) Rutala WA, et al. Inactivation of *Mycobacterium tuberculosis* and *Mycobacterium bovis* by 14 hospital disinfectants. Am. J. Med. 1991;91:267S-271S. DOI: 10.1016/0002-9343（91）90380-g.

6) Doultree JC, et al. Inactivation of feline calicivirus, a Norwalk virus surrogate. J. Hosp. Infect. 1999;41:51-7. DOI: 10.1016/s0195-6701（99）90037-3.

■オラネキシジングルコン酸塩

ここで学ぶこと

① オラネキシジングルコン酸塩はクロルヘキシジングルコン酸塩に抵抗性を示す細菌（MRSA、バンコマイシン耐性腸球菌、緑膿菌、*Serratia marcescens*、*Burkholderia cepacia*）に対して、クロルヘキシジングルコン酸塩およびポビドンヨードと同等もしくはそれ以上の殺菌力がある。特に、バンコマイシン耐性腸球菌に対しては、クロルヘキシジングルコン酸塩およびポビドンヨードよりも有効である。

② オラネキシジングルコン酸塩はポビドンヨードと比較して、手術部位感染を減少させるというエビデンスがある。

③ オラネキシジングルコン酸塩には速効性の殺菌力があり、持続効果もある。

④ オラネキシジングルコン酸塩は手術部位に限定した消毒薬である。また、粘膜への使用は禁忌である。

登場人物（薬物）

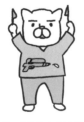

オラ君（オラネキシジン）

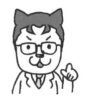

Dr. 矢野

Dr. 矢野 手術部位感染を防ぐためには様々な対策が行われている。皮膚切開するときに、皮膚に微生物が残存していれば、そのままメスとともに体内に侵入してゆく。そのようなことを避けるために皮膚消毒については最善の対応を行う必要がある。最近、オラネキシジンが臨床現場で使用されるようになってきた。新規の消毒薬なので、ぜひとも最新の情報を知ってほしい。ここで、オラネキシジンに自己紹介をしてもらおう。我々は彼を「オラ君」と呼んでいる。オラ君、よろしくお願いいたします。

オラ君 ご紹介ありがとうございます。僕はビグアナイド系消毒薬のオラネキシジンです。よろしくお願いいたします。

Dr. 矢野 これまで、クロルヘキシジンやポビドンヨードといった消毒薬が手術時の消毒薬として使用されてきたけど、ここで、オラ君が開発された経緯というのを教えてもらえないかな。

オラ君 もちろん。すでに、ビグアナイド系には有名なクロル君（クロルヘキシジン）がいます。彼は生体消毒薬として活躍していて、グラム陽性菌への殺菌力は良好です。しかし、グラム陰性菌や真菌には殺菌力がいくらか低く、結核菌への殺菌力はほとんどありません。ウイルスについては、エンベロープ（＋）ウイルスには有効であるけれども、エンベロープ（－）ウイルスへの有効性は低いことが知られています。問題は MRSA、バンコマイシン耐性腸球菌、緑膿菌、*S. marcescens*、*B. cepacia* などの耐性菌に対して殺菌力が若干弱いということです。

Dr. 矢野 そうなんだ。結核菌、真菌、ウイルスへの有効性が低くても、手術部位感染の原因微生物にはなりにくいから問題はないけど、MRSA やバンコマイシン耐性腸球菌への殺菌力が若干でも弱いというのはとても気になるね。

オラ君 そうなんです。そこで、クロルヘキシジンに抵抗性を示す細菌（MRSA、バンコマイシン耐性腸球菌、緑膿菌、*S. marcescens*、*B. cepacia*）に対して、オラネキシジンの殺菌力が研究されたのです。その結果、クロルヘキシジンおよびポビドンヨードと同等もしくはそれ以上の

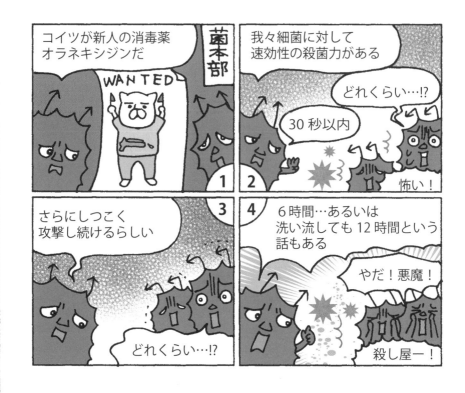

殺菌力が示されました。特に、バンコマイシン耐性腸球菌に対しては、クロルヘキシジンやポビドンヨードよりも有効だったのです。

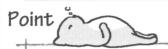

Point

> オラネキシジングルコン酸塩はクロルヘキシジングルコン酸塩に抵抗性を示す細菌（MRSA、バンコマイシン耐性腸球菌、緑膿菌、*S. marcescens*、*B. cepacia*）にも有効である。特に、バンコマイシン耐性腸球菌にはクロルヘキシジングルコン酸塩およびポビドンヨードよりも有効である。

Dr. 矢野 そうなんだ。手術部位感染（SSI：surgical site infection）の防止はバンドルで対応するけれども、そのなかの皮膚消毒薬を少しでも向上させることは大切なことだよね。実際に、オラ君を手術部位に塗布することで手術部位感染は減少するのかな？

オラ君 肝胆膵および消化管の準清潔手術において、ポビドンヨードとオラネキシジンが比較された研究があります[1]。そこでは、全SSIと表層切開創SSIが有意に減少したと報告されています。別の研究では臓器/体腔SSIが減少したことも示されています[2]。

Point

> オラネキシジングルコン酸塩はポビドンヨードと比較して、手術部位感染を減少させるというエビデンスが出てきている。

Dr. 矢野 そうなんだ。アルコールベースの消毒薬が推奨されることがあるけど…。アルコールとの比較は難しいのかな？

オラ君 アルコールは引火の問題がありますよね。医薬品医療機器総合機構は電気メスの使用によるアルコールベースの消毒薬の引火の危険性について強く警告しています[3]。だから、日本では、アルコールベースの消毒薬と比較することが難しいんです。

Dr. 矢野 確かに、引火する危険性はあるね。引火した炎は、はじめ青白く気付かないという話を聞いたことがあるよ。それならば、クロルヘキシジンとオラ君（オラネキシジン）のガチンコ勝負があってもよさそうなんだけど。

オラ君 海外のガイドラインに基づくと濃度が2%以上のクロルヘキシジンが殺菌力を示しているけど、日本では1%以上の製剤は入手できないんです。だから、日本での臨床研究ではクロルヘキシジンとオラネキシジ

ンのガチンコ勝負はできないんです。また、僕（オラネキシジン）は現時点では日本でのみ入手できるので、海外での比較もできない。

Dr. 矢野 確かにそうだね。日本では手術部位の消毒にはもっぱらポビドンヨードが用いられていることから、ポビドンヨードとオラネキシジンの比較が行われているんだね。どうして、オラネキシジンで手術部位感染が減少したのかな。

オラ君 僕（オラネキシジン）は広範囲の細菌に対して、速効性の殺菌力（30秒以内）があるんです。そして、その効果は6時間まで持続します[4]。僕を洗い流しても最大12時間は殺菌力が残存するという研究結果もあります[5]。オラネキシジンの分子は角質層に留まるので、洗い流して乾燥したあとでも、殺菌力を持続できるんです。

Point。

オラネキシジングルコン酸塩には速効性の殺菌力があり、持続効果もある。

Dr. 矢野 そうなんだ。速効性の殺菌力があって、持続効果もあるところがすごいね。ところで、オラ君は生体消毒薬ということだから、手指消毒にも利用できるのかな。

オラ君 確かに、僕はクロルヘキシジンと構造が似ているけれども、クロルヘキシジンと異なり適用が手術部位に限定されています。そこのところを誤解しないようにお願いします。もう一つ、粘膜面への使用は禁忌であることも留意ください。類薬のクロルヘキシジンにおいて、粘膜面への使用によりショック症状が発現したとの報告があるからです。

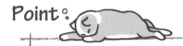

Point。

> オラネキシジングルコン酸塩は手術部位に限定した消毒薬である。また、粘膜への使用は禁忌である。

Dr. 矢野 よくわかった。いろいろ、ありがとう。

[文献]

1) Obara H, et al. Aqueous olanexidine versus aqueous povidone-iodine for surgical skin antisepsis on the incidence of surgical site infections after clean-contaminated surgery: a multicentre, prospective, blinded-endpoint, randomised controlled trial. Lancet Infect. Dis. 2020; 20: 1281-1289. DOI: 10.1016/S1473-3099（20）30225-5.

2) Umemura A, et al. Comparison of olanexidine versus povidone-iodine as a preoperative antiseptic for reducing surgical site infection in both scheduled and emergency gastrointestinal surgeries: A single-center randomized clinical trial. Ann. Gastroenterol. Surg. 2023. DOI.org/10.1002/ags3.12675.

3) 医薬品医療機器総合機構. 電気メスによる薬剤の引火（医療安全情報 No.34、第 2 報 No.107）https://www.med-safe.jp/pdf/report_2019_3_R001.pdf（2023 年 12 月閲覧）

4) Shinzato Y, et al. Clinical application of skin antisepsis using aqueous olanexidine: a scoping review. Acute Med. Surg. 2022; 9:e723. DOI: 10.1002/ams2.723.

5) Nishioka H, et al. Evaluation of fast-acting bactericidal activity and substantivity of an antiseptic agent, olanexidine gluconate, using an ex vivo skin model. J. Med. Microbiol. 2018; 67: 1796-1803. DOI: 10.1099/jmm.0.000870.

■トリクロサン

ここで学ぶこと

① トリクロサンはグラム陰性菌よりもグラム陽性菌への殺菌力が強い。
そして、持続効果があり、有機物の影響はあまり受けない。アレル
ギーもほとんどない。

② 手術部位感染の予防として、トリクロサン抗菌縫合糸が様々なガイド
ラインで推奨されている。

登場人物（薬物）

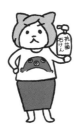

トリクロさん
（トリクロサン）

Dr. 矢野

Dr. 矢野 消毒薬の世界では、トリクロサンは「トリクロさん」と呼ばれ
ています。少し、彼女にインタビューしたいと思います。トリクロさん、
こんにちは。昔はトリクロサンと聞くと、「トリクロサン含有抗菌石鹸」
が頭に浮かんできたけど、今はそのような石鹸を見かけることがありませ
ん。どうしてでしょうか？

トリクロさん それは、2016年9月2日に米国食品医薬品局（FDA：Food

and Drug Administration）が「米国において、トリクロサン等 19 成分を
含有する抗菌石鹸を 1 年以内に一般への販売を停止する措置」を発表した
からです[1]。

Dr. 矢野 どうしてかな。重大な副作用があったのかな？

トリクロさん そうではありません。それらの製品の製造元が「その成分が
毎日長期間使用しても安全である」「感染症の蔓延を防ぐのに普通の石鹸
よりも効果的である」ということを証明できなかったからです。「消費者
は抗菌石鹸のほうが普通石鹸よりも、細菌の伝播を防ぐのに効果的だと考
えているかもしれないが、それを裏付ける科学的証拠がない」ということ
でした。日本においても、同様の対応[2]がとられたため、現在は「トリク
ロサン含有抗菌石鹸」を見かけることはほとんどなくなりました。

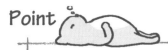

Point

> 「トリクロサン含有抗菌石鹸」が販売されることはほとんどない。それ
> は、普通石鹸よりも優れているという科学的証拠がないからであり、
> 重大な副作用があったわけではない。

Dr. 矢野 そうなんだ。もう少し、君のことを知りたいんだけど、いいか
な。

トリクロさん いいですよ。私は広域の殺菌力を持っていますが、グラム陰
性菌（特に緑膿菌）よりもグラム陽性菌（MRSA を含む）の方が殺菌力
が強いです[3]。抗酸菌やカンジダ属には有効ですが、菌糸状真菌にはあま
り有効ではありません。皮膚の上で持続効果があり、有機物の影響は余り
受けないところが取り柄です。アレルギーを引き起こすこともほとんどあ
りません。

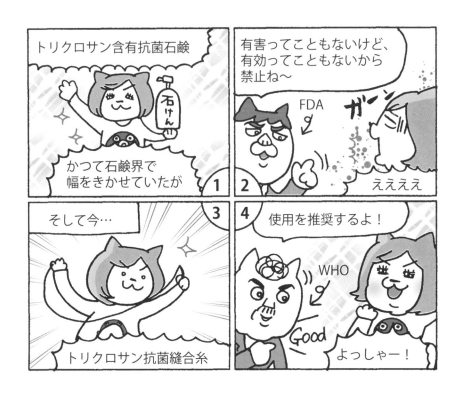

Point

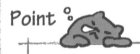

トリクロサンはグラム陰性菌よりもグラム陽性菌への殺菌力が強い。持続効果があり、有機物の影響はあまり受けない。アレルギーもほとんどない。

(Dr. 矢野) よくわかった。現在は、トリクロサンと聞くと「トリクロサン抗菌縫合糸」がすぐに頭に浮かぶよ。これについて少し教えてくれないか？

(トリクロさん) 昔は、手術部位感染（SSI：surgical site infection）を減らすために抗菌縫合糸を推奨するガイドラインはありませんでした。しかし、

現在はその使用を支持するエビデンスが数多くあり、様々なガイドライン
で取り入れられています[4]。実際、米国医療疫学学会（2014 年）[5]は抗菌
縫合糸の使用を推奨していなかったのですが、世界保健機関（2016 年）[6]、
米国外科学会＆米国外科感染症学会（2017 年）[4]、CDC（2017 年）[7]はそ
の使用を推奨しています。WHO（2016 年）[6]は手術のタイプにかかわら
ず抗菌縫合糸の使用を推奨し、米国外科学会＆米国外科感染症学会（2017
年）[4]は清潔および準清潔の腹部手術に推奨しました。

Point。

> 手術部位感染の予防として、抗菌縫合糸は様々なガイドラインで推奨
> されている。

Dr. 矢野　そうなんだ。数多くの研究が抗菌縫合糸を使用することによっ
て手術部位感染が減少することを示したことから、ガイドラインもその使
用を推奨するようになったんだね。よくわかった。ありがとう。

［文献］
1) FDA. FDA issues final rule on safety and effectiveness of antibacterial soaps.
   https://www.fda.gov/news-events/press-announcements/fda-issues-final-rule-safety-and-
   effectiveness-antibacterial-soaps（2023 年 12 月閲覧）
2) 厚生労働省. トリクロサン等を含む薬用石けんの切替えを促します（平成 28 年 9 月 30 日）.
   https://www.mhlw.go.jp/stf/houdou/0000138223.html（2023 年 12 月閲覧）
3) Jones RD, et al. Triclosan: a review of effectiveness and safety in health care settings. Am J
   Infect Control 2000;28:184-196.
4) ACS & SIS. Surgical site infection guidelines, 2016 Update. J Am Coll Surg. 224, 2017, 59-74. DOI:
   10.1016/j.jamcollsurg.2016.10.029.
5) SHEA. Strategies to prevent surgical site infections in acute care hospitals: 2014. Infect Control
   Hosp Epidemiol. 35,2014, 605–627. DOI: 10.1086/676022.
6) WHO. Global guidelines for the prevention of surgical site infection, 2016.
   https://www.who.int/publications/i/item/global-guidelines-for-the-prevention-of-surgical-site-
   infection-2nd-ed（2023 年 12 月閲覧）
7) CDC. Guideline for the prevention of surgical site infection, 2017. https://www.cdc.gov/
   infectioncontrol/guidelines/ssi/index.html（2023 年 12 月閲覧）

6. 消毒薬の効果に影響を与える 8つの要因とは

ここで学ぶこと

① 少数の微生物が付着している器材よりも、多数の微生物が付着している器材の方が消毒するための時間が長くなる。汚れや多くの微生物が付着したままの器材を消毒することはできない。

② 器材を消毒するときには、器材の全表面に消毒薬が到達する必要がある。そのため、複雑な機器は分解しておく。

③ 微生物は様々なメカニズムで消毒薬に対する抵抗性を示している。プリオンを除くと、細菌の芽胞が消毒薬に最も高い抵抗性を示す。

④ 消毒薬によって、濃度を薄めた場合の消毒に要する時間の延長の程度が異なる。

⑤ 消毒薬の効果には温度、湿度、pH、硬水が影響を与える。

⑥ 消毒する前には器材を十分に洗浄して、有機物や無機物を洗い流す。

⑦ 消毒薬が効果を示すためには対象物に一定の時間接触する必要がある。

⑧ 微生物は、厚い細胞塊や細胞外物質やバイオフィルムによって消毒薬から保護されている。

　様々な要因が消毒や滅菌の効果を低下させます。このような要因のある器材を消毒しても効果は不十分になります。これについて例え話を用いながら解説します。

①「10万個のピーナッツ」と「ゴミ屋敷のピーナッツ」を食べるには時間を要する

ピーナッツ3粒を食べるのに要する時間はどの程度でしょう。普通の人が1粒のピーナッツを噛んで飲み込むのに要する時間は数秒から10秒程度なので、3粒ならば30秒程度で食べることができるでしょう。しかし、10万個のピーナッツとなれば話は違います。それら全てを食べるとなれば、相当の日数を要し、1～2日では済まないと思います。また、食べている途中で、食べるのに飽きてしまうかもしれません。

このことは、消毒薬が微生物を死滅させる状況に似ています。器材の表面に存在する微生物の数が多ければ多いほど、消毒薬がそれらを破壊するための時間は長くなります。例えば、10個の枯草菌の芽胞を30分で死滅させることができたとしても、10万個になれば3時間を要することでしょう。微生物の数は消毒薬の効果に大きく影響するのです。

Point

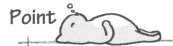

少数の微生物が付着している器材よりも、多数が付着している器材の方が消毒時間が長くなる。

ピーナッツ3粒を食べるのに30秒あれば十分といっても、ごみ屋敷のどこかに落ちているピーナッツを3粒食べるには30秒では済みません。家具やごみの裏に隠れているピーナッツを見つけ出してから食べる必要があるからです。すなわち、同じ3粒といっても、「何も置いていない床」の3粒と「多くのごみや家具が置いてある床」の3粒では大きく異なるのです。しかし、ゴミ屋敷であっても、ごみや家具を除去してしまえば、ピーナッツは容易に見つけ出すことができるでしょう。

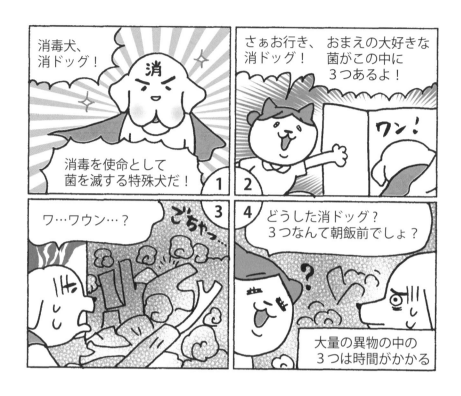

　このことも、消毒薬が微生物を殺滅する状況に似ています。器材に汚れが付着している状況では、微生物を殺滅するには時間を要します。消毒する前に器材を徹底的に洗浄し、汚れを可能な限り除去し、微生物の数を極限まで減らしておけば、そのあとの消毒に要する時間は大きく短縮されます。汚れや微生物が多い状況で消毒しても、相当の微生物が残存してしまうのです。

Point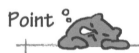

汚れや多くの微生物が付着したままの器材を消毒することはできない。
十分な洗浄を行って、汚れや異物を除去してから消毒薬を適用する。

②温泉のお湯に全身の隅々が包まれるとゆったりした
   気分になる

　温泉にいって、ゆったりとお湯につかることは気持ちのいいものです。
首までお湯につからなければ満足できません。足だけとか、腰までなどと
いうのは中途半端です。体全体がお湯に包まれてこそ、「お湯につかった」
という気分になります。

　消毒薬も器材の隅々まで直接的に接触しなければ効果を示すことはでき
ません。消毒薬が届かない部分は消毒できないからです。すべての管腔や
チャンネル（内部管路）が消毒薬に接触していなければならないのです。
エアポケット（残留空気）があってはならず、器材は消毒薬に完全に浸さ
れている必要があります。器材が消毒薬に浮かんでいる状況では消毒され
ることはありません。

　単純で平滑な表面の器材では消毒薬は容易に接触できますが、内視鏡や
気管支鏡のような複雑な構造の機器は消毒がとても難しいのです。そのよ
うな機器には、管腔、継ぎ目、チャンネル（内腔）があるので、そのまま
の状態で消毒薬に浸しても、すべての部分に消毒薬が到達することはあり
ません。そのため、消毒の前にできるだけ、機器を分解して、複雑さを軽
減し、消毒薬が各部分に十分に接触するようにします。すべての管腔やチ
ャンネルが消毒薬に接触していることが大切です。

Point。

> 器具を消毒するときには、器具の全表面に消毒薬が到達する必要があ
> る。複雑な機器は分解しておく。

③ 果物によって、皮の硬さは異なる

　レストランなどでコース料理を頼むと、最後にフルーツの盛り合わせが出てくることがあります。ヨーグルトやクリームなどが乗っていることがあり、とてもおいしいですね。

　果物には様々なものがあり、その皮の硬さにもいろいろあります。皮のままかぶりつけるリンゴのような果物が食べやすいのですが、素手で皮をむいて食べることができるミカンも食べやすいです。しかし、スイカやメロンになると、皮が厚くて硬いので、包丁が必要となります。それでは、最も硬い皮を持った果物は何でしょうか？　おそらく、トロピカルフルーツのドリアンではないでしょうか。ドリアンの皮は非常に厚く、硬く、鋭いトゲが付いています。そのため、食べる前に、外皮を切り開いて中身を取り出すという努力が必要です。このように、果肉を守るために外部からの圧力に抵抗する皮には様々な硬さのものがあるのです。

　消毒薬に対する微生物の抵抗性も様々です[1]。ドリアンの皮が最も手ごわいとするならば、それに相当する微生物は細菌の芽胞と言えます。芽胞では芽胞膜と皮層がバリアとして機能することによって、消毒薬への抵抗性が強くなっています。抗酸菌も比較的の抵抗性があります。蝋質の細胞壁が消毒薬の侵入を防ぐからです。グラム陰性菌は外膜が消毒薬の取り込みを阻害するバリアとして機能することによって抵抗性を保っています[1,2]。

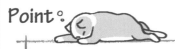

Point。

微生物は様々なメカニズムで消毒薬に対する抵抗性を示している。

　プリオンを除くと、細菌の芽胞が消毒薬に最も高い抵抗性を持っています。それに続くのがコクシジウム目（クリプトスポリジウム属など）、抗

酸菌（結核菌など）、エンベロープ（−）ウイルス（ポリオウイルス、コ
クサッキーウイルスなど）、真菌（アスペルギルス属、カンジダ属など）、
栄養型細菌（黄色ブドウ球菌、緑膿菌など）、エンベロープ（＋）ウイル
ス（ヘルペスウイルス、ヒト免疫不全ウイルスなど）となります（図
6）[3]。

　グラム陽性菌とグラム陰性菌の消毒薬への抵抗性は、いくつかの例外を
除いて似ています。ただし、緑膿菌は一部の消毒薬に対して高い抵抗性を
示すことがあります。リケッチア属、クラミジア属、マイコプラズマ属は
脂質を含み、他の細菌と同様の構造と組成を持つので、エンベロープ（＋）
ウイルスや栄養型細菌と同じ消毒薬によって不活化されます。

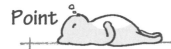

Point

プリオンを除くと、細菌の芽胞が消毒薬に最も高い抵抗性を示す。

耐性あり		消毒と滅菌のレベル
プリオン（クロイツフェルト・ヤコブ病）		プリオン不活性化
細菌胞子（バチルス属など）		滅菌
コクシジウム目（クリプトスポリジウム属など）		
抗酸菌（結核菌など）		高水準消毒
エンベロープ（−）ウイルス（ポリオウイルスなど）		中水準消毒
真菌（アスペルギルス属、カンジダ属など）		
栄養型細菌（黄色ブドウ球菌、緑膿菌など）		低水準消毒
エンベロープ（＋）ウイルス（ヘルペスウイルス、HIVなど）		

感受性あり

図6　消毒や滅菌に対する微生物の耐性と消毒や滅菌のレベル

④水で薄めたビールはまずい

　果汁100%のオレンジジュースを飲むととてもおいしいです。人工的な香料や風味成分が追加されているためか、果汁50%のジュースでもおいしく飲めます。もちろん、5%のジュースであっても、満足できると思います。しかし、ビールを水で薄めたらどうでしょうか？ビールが半分、水が半分の50%ビールであっても、まずくて飲めないことでしょう。5%ならば絶対に飲めません。このように同じ飲料品であっても、ものによって薄めた場合の満足度は異なります。

　消毒薬についても同様の観察があります。すべての消毒薬は濃度によって同様に影響を受けるわけではありません。第四級アンモニウム化合物の濃度を1/2にすると、消毒に要する時間は2倍（2^1倍）となるけれど、フェノール溶液では濃度を1/2にすると、消毒に要する時間は64倍（2^6倍）となります[4]。

Point

> 消毒薬によって、濃度を薄めた場合の消毒に要する時間の延長の程度が異なる。

⑤快適な日常生活を過ごすには、温度、湿度、pH、水の硬度に気を付けよう

　冬の寒い日に暖房が不十分な部屋では人間の行動は鈍くなります。そのようなところで、仕事をすると能率が悪くなります。室温を上げてゆくと、次第に快適となり、効率良く仕事ができます。もちろん、あまりにも室温が高いと作業効率は低下してきます。

部屋の湿度も大切です。快適な部屋の湿度は40〜60％がベストといわれています。湿度が低いと乾燥肌、喉や鼻の不快感、呼吸器症状の悪化（アレルギー症状や喘息の症状を悪化）、静電気の発生、家具や木材への影響などがあります。逆に、湿度が高いと、体感温度が上昇し、蒸し暑さや不快感を感じるようになります。また、汗が蒸発しにくくなるため、体が冷却されず、不快な状態が続く可能性があります。

このように部屋の温度と湿度は快適な生活や効率の良い仕事のためにはとても大切です。それではpHについてはどうでしょうか？　日常生活には関係がないのでしょうか？　酸蝕歯を知っていますか？　酸蝕歯は、柑橘類や酸味のあるフルーツなどに含まれる酸によって歯が溶解し、破壊される状態のことです。歯の表面に存在するエナメル質や象牙質が、酸の作用によって脱灰し、歯組織が弱くなることに起因します。pHもまた、日常の生活に関係しているのです。

それでは、硬水についてはどうでしょうか？　海外旅行にいって下痢をする人は多く、これには香辛料や感染症が大きく関与しています。しかし、普段の生活で軟水を飲用している人々が硬水を飲むと下痢することがあるので注意が必要です。

日常生活では温度、湿度、pH、硬水が関係しているのですが、それは消毒薬の効果についても同様に言えることです。ほとんどの消毒薬の殺菌力は温度が上昇すれば増加します。しかし、温度があまりにも上昇すると消毒薬が劣化して、その殺菌力は弱まります。湿度はガス状消毒薬／滅菌剤（酸化エチレン、二酸化塩素、ホルムアルデヒドなど）に影響を与えます。pHは消毒薬の分子や細菌表面を変化させることによって殺菌力に影響します。水の硬度（二価の陽イオンの濃度が高いこと）は特定の消毒薬の殺菌力を低下させます。なぜなら、硬水中の二価の陽イオン（マグネシウム、カルシウムなど）が消毒薬と反応して不溶性の沈殿物を形成するからです。

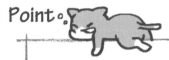

⑥犬の糞が手指に付着したら、どうするか？

　散歩していたら、石に躓いて転んでしまいました。そのとき、とっさに手を地面について、顔を打撲するのを防ぎました。しかし、あいにく手をついたところに犬の糞が落ちていて、手にべったりと糞が付着してしまったのです。このときにはどうしたらよいでしょうか？

　2通りの方法があります。それは「水道水で手を洗って、糞を洗い流す」「大量の消毒薬で糞が付いた手を消毒する」です。恐らく、ほとんどの人は前者を選択するでしょう。汚れが大量に付着したままの手に消毒薬を適用しても、消毒効果はほとんど期待できないというイメージがあるからです。消毒薬を適用する前に、汚れを十分に落とすことが大切であり、手を十分に洗い流してからの消毒薬が有効だからです。

　このような状況は器材の表面の有機物の存在が消毒薬の効果を減弱させることに似ています。血清、血液、膿、排泄物などの有機物は、少なくとも2つの方法で消毒薬の抗菌力に干渉します。

　一つ目は消毒薬と有機物の化学反応によって干渉が起こり、殺菌力の弱い複合体や非殺菌性の複合体が生成され、微生物を攻撃するのに有効な消毒薬が少なくなります。特に、塩素系やヨウ素系の消毒薬はこのような相互作用に陥りやすい傾向があります。

　もう一つは、有機物が物理的なバリアとして働き、微生物を消毒薬の攻撃から保護してしまいます[5,6]。無機物についても、微生物が無機物の結晶内に閉じ込められることによって消毒薬から守られることが示されてい

ます。従って、消毒する前には器材を十分に洗浄することが大切です。有機物や無機物は洗浄によって簡単に除去できるからです。

Point。

> 消毒する前には器材を十分に洗浄して、有機物や無機物を洗い流すことが大切である。

⑦早食いでは消化不十分となる

　食事に必要な時間は個人差がありますが、一般的には15分から30分程度が適切だとされています。食事を急いで食べると、消化に負担がかかりやすくなったり、満腹感を感じにくくなったりすることがあります。また、ゆっくりと食べることで食事を楽しむことができ、ストレス解消にもつながることがあります。そのため、十分な時間をかけての食事がお勧めです。

　消毒薬もこれに似ているところがあります。消毒薬は対象物に一定の時間接触する必要があるからです。接触時間が短いと、消毒効果が不十分となってしまいます。

　複数の研究によって、栄養型細菌（リステリア属、大腸菌、サルモネラ属、バンコマイシン耐性腸球菌、MRSA など）、酵母菌（カンジダ属など）、抗酸菌（結核菌など）、ウイルス（ポリオウイルスなど）に対して、低水準消毒薬が効果を示すには30～60秒の曝露時間が必要です[7-9]。一般的に、より長い接触時間の方が短い接触時間よりも効果的です。

Point

> 消毒薬が効果を示すためには対象物に一定の時間接触する必要がある。

⑧布団の中は暖かい

　寒い日は暖かい布団にくるまって、ヌクヌクと寝るのが一番です。布団がなければ耐えられないし、寝られないと思います。とにかく、寒さから守ってくれるものの中に入り込むのが一番です。人間には布団があるのですが、猿にはありません。そのため、雪の積もる寒い地域の猿は猿団子となって、寒さに対処しています。複数の猿が体を寄せ合えばお互いの体温で温め合うことができるからです。

　微生物も同様な対策をとっています。それはバイオフィルムです。バイオフィルムとは、微生物が自身の産生する粘液とともに作る膜状物質であり、器材などの表面に強く付着して容易に除去できない微生物の集合体です。バイオフィルムは微生物にとって、暖かい布団のようなものです。これが形成されると、その中の微生物は消毒薬や抗菌薬に耐性を持つようになります。耐性を持つようになるメカニズムには複数あり、バイオフィルムの物理的特性、細菌の遺伝子変異、微生物による中和酵素の産生、バイオフィルム内の生理的勾配（pHなど）などが挙げられています。このように、微生物は、厚い細胞塊や細胞外物質やバイオフィルムによって消毒薬から保護されるのです [10-12]。

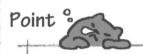

Point

微生物は、厚い細胞塊や細胞外物質やバイオフィルムによって消毒薬から保護されている。

［文献］
1) Russell AD. Bacterial resistance to disinfectants: Present knowledge and future problems. J. Hosp. Infect. 1999;43:S57-S68. DOI: 10.1016/s0195-6701 (99) 90066-x.
2) Russell AD. Plasmids and bacterial resistance to biocides. J. Appl. Microbiol. 1997;83:155-165. DOI:

10.1046/j.1365-2672.1997.00198.x.

3) CDC. Guideline for disinfection and sterilization in healthcare facilities, 2008. https://www.cdc.gov/infectioncontrol/pdf/guidelines/disinfection-guidelines-H.pdf（2023年12月閲覧）

4) Russell AD, McDonnell G. Concentration: a major factor in studying biocidal action. J. Hosp. Infect. 2000;44:1-3. DOI: 10.1053/jhin.1999.0654.

5) Lewis DL, Arens M. Resistance of microorganisms to disinfection in dental and medical devices. Nat. Med. 1995;1:956-8. DOI: 10.1038/nm0995-956.

6) Muscarella LF. Sterilizing dental equipment. Nat. Med. 1995;1:1223-1225. DOI: 10.1038/nm1295-1223b.

7) Sattar SA, et al. Institutional outbreaks of rotavirus diarrhoea: potential role of fomites and environmental surfaces as vehicles for virus transmission. J. Hyg. (Lond). 1986;96:277-289. DOI: 10.1017/s0022172400066055.

8) Tyler R, et al. Virucidal activity of disinfectants: studies with the poliovirus. J. Hosp. Infect. 1990;15:339-345. DOI: 10.1016/0195-6701（90）90090-b.

9) Rice EW, et al. Chlorine inactivation of *Escherichia coli* O157:H7. Emerg. Infect. Dis. 1999;5:461-463. DOI: 10.3201/eid0503.990322.

10) Anderson RL, et al. Effect of disinfectants on pseudomonads colonized on the interior surface of PVC pipes. Am. J. Public Health 1990;80:17-21. DOI: 10.2105/ajph.80.1.17.

11) Anderson RL, et al. Investigations of intrinsic *Pseudomonas cepacia* contamination in commercially manufactured povidone-iodine. Infect. Control Hosp. Epidemiol. 1991;12:297-302. DOI: 10.1086/646342.

12) Costerton JS, et al. Bacterial biofilms: a common cause of persistent infections. Science 1999;284:1318-1322. DOI: 10.1126/science.284.5418.1318.

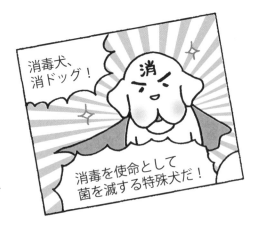

第Ⅱ部
洗浄・消毒・滅菌

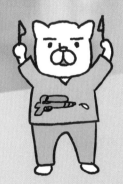

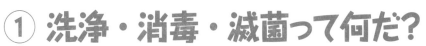

1. 洗浄・消毒・滅菌について教えて！
① 洗浄・消毒・滅菌って何だ？

ここで学ぶこと

① 消毒や滅菌は単独では完遂できない。消毒や滅菌の前には「洗浄」によって、有機物や汚れなどを除去しなければならない。

② 「滅菌」はすべての形態の微生物を破壊または除去する。高圧蒸気滅菌、過酸化水素低温ガスプラズマ滅菌、化学滅菌剤などが用いられる。

③ 「消毒」には高水準消毒、中水準消毒、低水準消毒がある。「高水準消毒薬」は、すべての微生物を殺菌するものの大量の芽胞が存在すれば一部が残存する可能性がある。「中水準消毒薬」は抗酸菌、増殖型細菌、ほとんどのウイルス、ほとんどの真菌を殺すが、芽胞を必ずしも殺さない。「低水準消毒薬」はほとんどの栄養型細菌、真菌の一部、ウイルスの一部を殺す。

登場人物

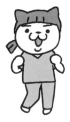

看護学生

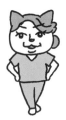

熟練看護師

看護学生 今日は「洗浄・消毒・滅菌」について伺おうと思います。予習はしてきたのですが、いまいち自信がなくって…。よろしくお願いいたします。

熟練看護師 「洗浄・消毒・滅菌」はとても大切なことよ。意外と誤解している人もいるからね。例えば、「器材に若干の汚れが付着していたって、滅菌や消毒をすれば、その汚れのなかの微生物も死滅するから問題ない」なんて思っている人がいるのよ。

看護学生 え〜。実は私もその一人なんです。だって、汚れ全体が消毒薬に浸漬されたり、オートクレーブで滅菌されれば、やっぱり微生物は死滅しますよね。だから、大丈夫って思っていました。

熟練看護師 そうなんだ。そういう先入観は例え話をすると払拭できるわよ。次亜塩素酸ナトリウムなどは漂白剤として市販されているわよね。次亜塩素酸ナトリウムは消毒薬よ。これに浸漬すれば、汚れの中の微生物はみんな死滅するということね。

看護学生 その通りです。

熟練看護師 だったら、自宅でお父さんが使用している歯ブラシなんかは、次亜塩素酸ナトリウム水溶液に浸漬すれば、微生物は死滅するから、貴方は安心して、お父さんの歯ブラシで歯を磨けるのね。

看護学生 それは、無理！だって、何かばい菌がいそうだもん。

熟練看護師 ついさっき、消毒薬に漬ければ消毒されるといったばかりじゃないの？

看護学生 だって、歯ブラシの毛束にはお父さんの歯垢が残っているでしょ。そのなかに何かばい菌がいるんじゃないかって思います。だから、そのような歯ブラシは使用できません！

熟練看護師 その通り。汚れが残ったままの器材を消毒や滅菌したとしても、その効果は不十分になるのよ。歯ブラシは毛束のところの汚れが除去できないので、消毒や滅菌はできないの。今、貴方が歯ブラシの消毒について感じたイメージがとても正しいのよ。

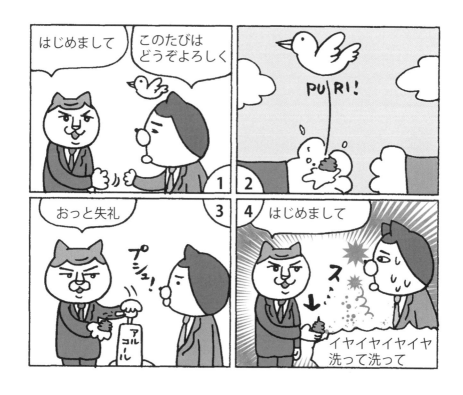

看護学生 そうですね。一発で理解できました。汚れがあれば、滅菌や消毒はできないってことが…。

熟練看護師 とにかく、消毒や滅菌は単独では完遂できないの。必ず、「洗浄➡消毒」「洗浄➡滅菌」の工程が必要なのよ。「洗浄」はすべての滅菌や消毒のために必要な最初のステップなの。洗浄では有機物、塩分、肉眼的にみえるゴミ、といった微生物の不活化に影響するものを取り除くのよ[1]。

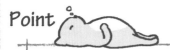 Point

消毒や滅菌は単独では完遂できない。消毒や滅菌の前には洗浄によって、有機物や汚れなどを除去する必要がある。

看護学生 とても、納得しました。それでは消毒についてはいかがでしょうか？「消毒」は「滅菌」に比較して殺菌プロセスが弱いといったイメージですが…。まず、「滅菌」について教えていただけますか？

熟練看護師 「滅菌」はすべての形態の微生物を破壊または除去する方法で、物理的滅菌法（高圧蒸気滅菌器、過酸化水素低温ガスプラズマ滅菌器など）または化学的滅菌法（化学滅菌剤など）があるのよ。物理的に滅菌できるものは物理的滅菌法を実施すべきであり、熱や圧力などに耐えられない場合のみ、化学的滅菌法の対象とするのよ。

Point

> 「滅菌」はすべての形態の微生物を破壊または除去する。滅菌には高圧蒸気滅菌器、過酸化水素低温ガスプラズマ滅菌器、化学滅菌剤などが用いられる。

看護学生 あの〜。「無菌」と「滅菌」の違いは何でしたでしょうか。

熟練看護師 「無菌」とは、すべての微生物が存在しないことであり、「滅菌」は無菌を達成するためのプロセス、すなわちすべての微生物を殺滅または除去するプロセスよ。

看護学生 そうだったんですね。消毒についてはどうなんでしょうか。

熟練看護師 「消毒」は芽胞を除く微生物を除去する方法なんだけど、消毒薬の一部は曝露時間を長くすると（3〜12時間）芽胞も殺すので、これらを「化学滅菌剤」と呼んでいるの。同じ濃度の同じ消毒薬であっても曝露時間が短いと、すべての微生物を殺菌するものの大量の芽胞が存在すれば一部が残存する可能性があるので、それを「高水準消毒薬」と言うのね。そして、「中水準消毒薬」は抗酸菌、増殖型細菌、ほとんどのウイルス、ほとんどの真菌を殺すけれども、芽胞を必ずしも殺さない。「低水準消毒

薬」はほとんどの栄養型細菌、真菌の一部、ウイルスの一部を殺すことができるのよ。

Point。

「高水準消毒薬」は、すべての微生物を殺菌するものの大量の芽胞が存在すれば一部が残存する可能性がある。「中水準消毒薬」は抗酸菌、増殖型細菌、ほとんどのウイルス、ほとんどの真菌を殺すが、芽胞を必ずしも殺さない。「低水準消毒薬」はほとんどの栄養型細菌、真菌の一部、ウイルスの一部を殺す。

看護学生 とても、よくわかりました。ありがとうございます。

[文献]
1) CDC. Guideline for disinfection and sterilization in healthcare facilities, 2008.
   https://www.cdc.gov/infectioncontrol/pdf/guidelines/disinfection-guidelines-H.pdf（2023 年 12 月閲覧）

② 政治家のように 「洗い流す」？

ここで学ぶこと

① 器材を適切に洗浄すれば、器材表面に残存している微生物数を99.99%以上、減少させることができる。

② 「アルカリ性洗浄剤」は非常に強い洗浄力を持ち、蛋白質や脂肪成分を効果的に取り除くことができる。「中性洗剤」は、アルミニウムやステンレス鋼などの材料に対する腐食性が比較的少ないが、アルカリ性洗浄剤よりも洗浄力が劣る。「酸性洗浄剤」は、器具や器材の錆や熱やけなどを化学的に溶解して取り除くことができる。

③ 酵素系洗剤の至適温度は40〜50℃であり、推奨濃度まで希釈しなければ効果が期待できないことがある。

登場人物

矢野の独り言

「水に流す」

　政治家が国会などで激しく攻防している場面がテレビに映し出されることがあります。与党と野党のやりとりではよく見られる光景です。「あれ

だけ厳しいことを言っても大丈夫なのか？」という攻め方をすることもあります。そういった状況があったにもかかわらず、何らかの理由で党派を転身して、同じ党に属するとニコニコしながら握手をしています。このとき思うことは「あれだけのことを言われたことがあるのに、根に持たないのか？」ということです。

　ここで「水に流す」という言葉について考えてみたいと思います。これは「過去にあったいざこざやもめごとなどを、全部なかったことにする。帳消しにする」といった意味です。このような「水に流す」レベルが政治家は強力なのではないかと思います。我々の「水に流す」レベルと政治家の「水に流す」レベルでは、各段に政治家の方が強いと推測されます。実際、一般人が「水に流す」と言っても、心のどこかで根に持っているのではないでしょうか。しかし、政治家の場合は、心のどこにも根に持っていないのかもしれません。

　「根に持つことが全くないように洗い流す」ということは滅菌や消毒ではとても大切なことです。滅菌や消毒の前には十分な洗浄を行って、器材の表面に付着している異物や汚れを徹底的に除去することが大切です。器材の表面に無機物や有機物が残存していると、滅菌や消毒の工程が妨げられるからです。

　通常、洗浄は洗浄剤や洗剤を用いて実施されます。そして、器材を適切に洗浄することによって、器材表面に残存している微生物数を99.99％以上、減少させることができます[1,2]。政治家のように根に持たないレベルまで洗浄することが大切なのです。

Point

器材を適切に洗浄すれば、器材表面に残存している微生物数を99.99％以上、減少させることができる。

洗浄剤と洗剤

　日常的に「洗剤」と呼んでいるものは、厳密に分類すると「洗浄剤」と「洗剤」に分けられます。洗浄剤は「酸やアルカリなどの中和作用」による洗浄力を持ち、洗剤は「界面活性剤の働き」による洗浄力を持っています[3,4]。洗浄剤は洗剤と比べて洗浄力が強いことが知られています。

　「アルカリ性洗浄剤」は非常に強い洗浄力を持ち、蛋白質や脂肪成分を効果的に取り除くことができます。医療器材の洗浄には非常に優れていますが、皮膚に悪影響を及ぼす可能性があるため、機械洗浄で使用されます。また、アルミニウム・銅・真鍮に対して腐食性があります。

　「中性洗剤」は、アルミニウムやステンレス鋼などの材料に対する腐食性が比較的少ないので、用手洗浄や浸漬洗浄などに使用されます。しかし、蛋白質や脂肪成分に対してはアルカリ性洗浄剤よりも洗浄力が劣るので、界面活性剤だけでは落としにくい汚れを分解して落としやすくするために、酵素（プロテアーゼなど）を添加して洗浄力を高める洗剤が多いです。

　「酸性洗浄剤」は、器具や器材の錆や熱やけなどを化学的に溶解して取り除きます。ただし、金属の腐食性が非常に強いので、洗浄時間には制限があり、洗浄後は十分にすすぐ必要があります。

Point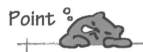

　「アルカリ性洗浄剤」は非常に強い洗浄力を持ち、蛋白質や脂肪成分を効果的に取り除くことができる。「中性洗剤」は、アルミニウムやステンレス鋼などの材料に対する腐食性が比較的少ないが、アルカリ性洗浄剤よりも洗浄力が劣る。「酸性洗浄剤」は、器具や器材の錆や熱やけなどを化学的に溶解して取り除くことができる。

酵素系洗剤

　中性洗剤はアルカリ性洗浄剤に比較して洗浄力が弱いので、高い洗浄力を発揮させることを目的として酵素が配合されることがあります。酵素は蛋白質であることから、強いアルカリ性では失活してしまうので、中性洗剤に使用されます。酵素による汚れの分解速度は温度に大きく影響され、通常は 40～50℃ が至適温度となっています。

　酵素系洗剤は製造・流通の段階では酵素が失活しない濃度（すなわち、酵素が働かない濃度）で保存されているので、原液では酵素は機能しません。通常、酵素系洗剤は希釈することによって酵素が機能するように設定されているので、メーカー推奨濃度に希釈することが大切です。洗浄剤のみであれば濃度が高い方が洗浄力は強いのですが、酵素系洗浄剤については、推奨濃度にしなければ効果が期待できないのです。

Point.

酵素系洗剤の至適温度は 40～50℃ であり、推奨濃度まで希釈しなければ効果が期待できないことがある。

［文献］
1）　Rutala WA. APIC guideline for selection and use of disinfectants. Association for Professionals in Infection Control and Epidemiology, Inc. Am. J. Infect. Control 1996;24:313-342. DOI: 10.1016/s0196-6553（96）90066-8.
2）　CDC. Guideline for disinfection and sterilization in healthcare facilities, 2008, https://www.cdc.gov/infectioncontrol/pdf/guidelines/disinfection-guidelines-H.pdf（2023 年 12 月閲覧）
3）　消費者庁 . 住宅用又は家具用の洗浄剤 . https://www.caa.go.jp/policies/policy/representation/household_goods/guide/zakka/zakka_06.html（2023 年 12 月閲覧）
4）　消費者庁 . 合成洗剤 . https://www.caa.go.jp/policies/policy/representation/household_goods/guide/zakka/zakka_04.html（2023 年 12 月閲覧）

③ 「無菌性保証レベル」は何を保証してくれる？

ここで学ぶこと

① 滅菌は確率的な概念である。

② 無菌性保証レベルとは滅菌処置後に、生育可能な1個の微生物が器材上に存在する確率のことであり、現在は 10^{-6}（100万分の1）が国際的に採用されている。

登場人物

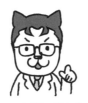

Dr. 矢野の独り言

100万分の1

　宝くじを購入する人々は「今回は1等が当たるかもしれない」と期待して購入しているのでしょうか？ それとも、「絶対に当たらないけど、夢を見たいから」という気持ちで購入しているのでしょうか？ 宝くじが「絶対に当たらない」ということであれば、誰も購入することはないでしょう。しかし、「当たるかもしれない」と思っているから購入するのです。購入

するか否かについて判断に迷っている人はぜひとも「滅菌」の定義を参考にしてください。そうすると、宝くじを10枚以下で購入すると「絶対に当たらない」ということになります。

　ここで宝くじのシステムを紹介しましょう。宝くじは10万枚を1組とし、1〜100組までの1,000万枚が1ユニットになっています。1等の当たる確率は「1,000万分の1」になるのです。そのため、10枚を購入すれば、当たる確率は100万分の1となります。すなわち、「10^6分の1」ということになります。

　実は、「100万分の1」というのは、無菌性保証レベル（SAL：sterility assurance level）として国際的に採用されている数字なのです。「滅菌」は確率的な概念です。絶対に微生物が存在しないなんていう状況は誰も作り出すことができません。ある程度の確率以下では微生物が存在するかもしれないが、その確率があまりにも少ないので、ほぼ絶対に存在しないということにするのです。すなわち、「滅菌」とは、滅菌処置後の器材に微生物の生存している確率が100万分の1以下ということなのです。

Point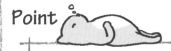

「滅菌」は確率的な概念である。

Point

無菌性保証レベル（SAL）とは滅菌処置後の器材に、生育可能な1個の微生物が存在する確率のことであり、現在はSALとして10^{-6}（100万分の1）が国際的に採用されている。

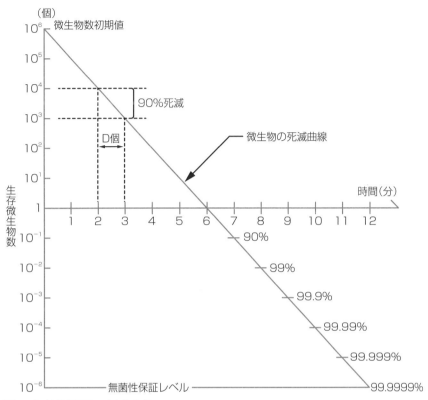

図1　無菌性保証レベルとD値

単位あたり 10^6 個の微生物数を想定し、D値× 12 の時間をかけて滅菌処理すると、微生物数が 10^{12} 分の 1 に減少する。そこに微生物が存在する確率が 10^6 分の 1 となることから、滅菌を達成したと考えることができる。

宝籤必負保証レベル

　微生物数を 10 分の 1 とするために必要な時間を D値（decimal reduction value）と言います。10^6 個の微生物数を想定し、D値× 12 の時間をかけて滅菌処理すると、微生物数が 10^{12} 分の 1 に減少します。すなわち、そこに微生物が存在する確率が 10^6 分の 1 となります（**図1**）。それが滅菌を達成したことになるのです[1,2]。逆に考えると、滅菌したとして

も、一定の確率で微生物が生存していることになります。

　話を宝くじに戻します。宝くじの購入を 10 枚以下にすると、1 等が当たる確率は 10^6 分の 1 以下となるので、「宝籤必負保証レベル*」を満たすことになります。「宝籤」とは宝くじのことで、「必負」は必ず負けることを表します。しかし、11 枚以上購入すれば、10^6 分の 1 以上の確率となるので、「宝籤必負保証レベル」を満たさず、1 等が当たることを期待してもよいことになります。

＊註：矢野の造語です。

[文献]
1) 日本医療機器学会. 医療現場における滅菌保証のガイドライン 2021.
   http://www.jsmi.gr.jp/guidelinenew010.pdf （2023 年 12 月閲覧）
2) 小林寛伊指導, 大久保憲監修. 消毒薬テキスト第 5 版. 吉田製薬,
   https://www.yoshida-pharm.co.jp/infection-control/text/ （2023 年 12 月閲覧）

④ 「Spauldingの分類」 って、聞いたことあるぞ！

ここで学ぶこと

① 「Spauldingの分類」では、医療器材は「クリティカル器材」「セミクリティカル器材」「ノンクリティカル器材」に分類されている。環境表面はノンクリティカルに分類される。

② クリティカル器材には滅菌、セミクリティカル器材には滅菌もしくは高水準消毒、ノンクリティカル器材には洗浄もしくは低水準消毒が行われる。

登場人物

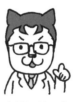

矢野の独り言

「過去に固執する」か「未来志向」か

　「これまで行ったことにこだわる」「これから行うことに対応する」のどちらがお好みでしょうか？「過去に固執する」のか「未来志向」なのかという質問です。多くの人々は後者と思います。未来をよくするためには、未来のことを予想して、それに対応することが大切だからです。もちろん、

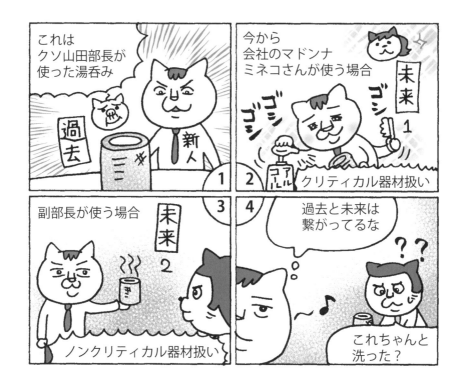

これまでに行ったことによる失敗については反省して、それを繰り返さないことも大切ですが、失敗していないならば、過去を気にする必要はありません。こんなことを言うと歴史学の専門家から怒られてしまうかもしれませんが、歴史の研究によって、現在の状況や問題の背景を把握し、未来の方向性を考える上での示唆を得ることができます。そのため、歴史学は未来のための学問でもあるのです。

　実は、「過去に固執する」のか「未来志向」なのかということは、「Spauldingの分類」に通じるところがあります。CDCは医療器材に「Spauldingの分類」を使用しています[1]。この分類では器材が微生物に汚染されている場合、その器材を使用することによって微生物が患者に伝播することの危険性に基づいて3つのカテゴリーを設定しています。わかり

やすく言うと、「微生物で汚染されている器材」を患者にこれから使用する場合、微生物が患者に伝播してダメージを与えてしまう危険性によって分類するということです。

Point

CDC は医療器材に「Spaulding の分類」を使用している。Spaulding の分類では、使用前の器材が微生物に汚染されている場合に、その微生物が伝播する危険性に基づいて 3 つのカテゴリーを設定している。

三つの分類

そのカテゴリーは「クリティカル器材」（血管内や臓器などに挿入する器材［注射針、血管内カテーテル、ダイアライザーなど］）、「セミクリティカル器材」（正常粘膜に接する器材［内視鏡など］）、「ノンクリティカル器材」（正常皮膚に接触する器材［血圧計カフなど］）です。

さらに、CDC は「環境表面」と呼ばれるカテゴリーを Spaulding の分類に追加しました[2]。環境表面は医療処置の間に患者に直接接触することはほとんどないのでノンクリティカルとなります。「環境表面」は「医療機器表面」（透析装置のノブや取っ手、X 線機械、器材カートなど）と「ハウスキーピング表面」（床、壁、テーブルの上など）に分けることができます。

Point

Spaulding の分類では医療器材は「クリティカル器材」「セミクリティカル器材」「ノンクリティカル器材」に分類されている。そして、環境表面はノンクリティカルに分類される。

「クリティカル器材」
注射針、血管内カテーテル、ダイアライザーなど

体内に挿入
「滅菌」

「セミクリティカル器材」
内視鏡など
粘膜に接触
「滅菌」あるいは
「高水準消毒」

「ノンクリティカル器材」
血圧計カフなど
皮膚に接触
「洗浄」あるいは「低水準消毒」
　必要に応じて「中水準消毒」

図2　Spauldingの分類と洗浄・消毒・滅菌

具体的な対応

　それでは「クリティカル器材」「セミクリティカル器材」「ノンクリティカル器材」はどのように対応したらよいのでしょうか？

　クリティカル器材のほとんどは滅菌器材として購入されるか、高圧蒸気滅菌されます（図2）。非耐熱性であれば過酸化水素低温ガスプラズマ滅菌などにて滅菌します。これらの方法も不適当ならば、化学滅菌剤にて処置することになります。

　セミクリティカル器材にはいかなる微生物も存在してはならないのですが、少数の芽胞は許容されます。肺や消化管などの正常粘膜は細菌、抗酸菌、ウイルスなどの微生物には感受性があるものの、芽胞による感染には抵抗性があるからです[1]。セミクリティカル器材には少なくとも高水準消毒が必要です。

　ノンクリティカル器材は正常皮膚に接触する器材です。正常皮膚はほとんどの微生物に対する有効なバリアとして機能するので、そのような器材は滅菌する必要はありません。ノンクリティカル器材には洗浄もしくは低水準消毒を行いますが、必要に応じて中水準消毒を行います。環境表面は微生物を伝播させる危険性が極めて少ないので、ノンクリティカル器材に用いられる方法よりも簡易的な方法で対応できます。

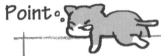

Point。

> クリティカル器材は滅菌、セミクリティカル器材は滅菌もしくは高水準消毒、ノンクリティカル器材には洗浄もしくは低水準消毒が行われる。

　ここで大切なことは、滅菌・消毒するときは、どのような感染症（B型肝炎、C型肝炎、HIV感染症など）の患者が器材を使用したかを考慮する必要はありません。これから器材がどのように使用されるのかによって決定されるのです。エイズ患者やB型肝炎患者が用いた松葉杖だから、消毒する必要はありません。松葉杖は環境表面に相当するのでノンクリティカル器材であることから、洗浄でよいのです。

［文献］
1）CDC. Guideline for disinfection and sterilization in healthcare facilities, 2008.
　　https://www.cdc.gov/infectioncontrol/pdf/guidelines/disinfection-guidelines-H.pdf（2023年12月閲覧）
2）CDC. Guidelines for environmental infection control in health-care facilities.
　　https://www.cdc.gov/infectioncontrol/pdf/guidelines/environmental-guidelines-P.pdf（2023年12月閲覧）

2. 洗浄・消毒・滅菌に関連して知っておくべきことは?
① プレポストバキューム式高圧蒸気滅菌器に詳しくなろう!

ここで学ぶこと

① 蒸気は「蒸気が持っているエネルギーが相手に伝わる」「凝縮したときに体積が 1,600 分の 1 になる」という性質があるため、滅菌には優れた物質である。

② 「管腔器材」と「多孔性器材」には蒸気が到達しにくいので、高圧蒸気滅菌器では空気除去が必要である。

③ プレポストバキューム式高圧蒸気滅菌器の工程は「プレバキューム➡滅菌工程➡排気工程➡ポストバキューム」である。プレバキュームは蒸気を器材に浸透させるため、ポストバキュームは器材を乾燥するために行う。

登場人物

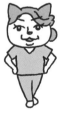

熟練看護師

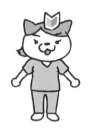

新人看護師

熟練看護師 今日は高圧蒸気滅菌器（オートクレーブ）についてお話ししたいと思うけど、だいたい、どんなものかは知ってるよね。

新人看護師 はい。圧力鍋のようなものですよね。チャンバー（内缶）のなかの圧力が高くて、そこに蒸気が満ちていて、微生物にとって過酷な状況にするといったイメージです。

熟練看護師 そうね。イメージとしては、そんなものかな。ところで、蒸気というのは何かな？

新人看護師 ヤカンでお湯を沸騰させたときに、ヤカンの口から白い湯気がシューと出るでしょ。あれが、蒸気と思います。

熟練看護師 うーん。圧力鍋をイメージしたのはよかったけど、湯気についてはダメね。蒸気はヤカンの口から出てくる白い湯気ではなく、湯気とヤカンの口の間の目に見えない部分よ（図3）。蒸気は目に見えない気体であり、湯気の白い部分はごく小さい水滴の集まりなんだ。水滴は高圧蒸気滅菌には役立たないからね。

新人看護師 あ！ そうなんだ。白い部分の正体は、蒸気がヤカンの口から

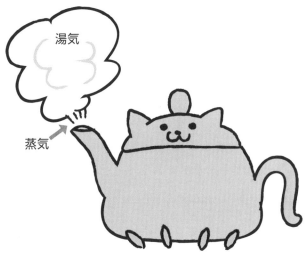

図3　蒸気と湯気

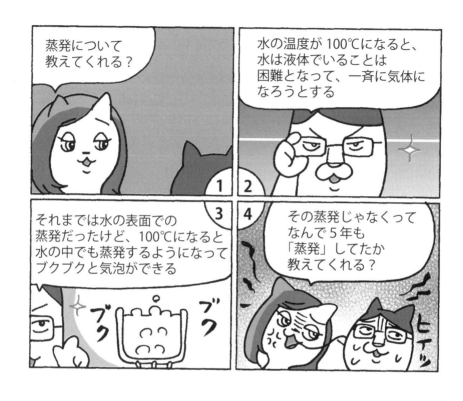

飛び出てきて、空気によって冷やされて小さな水滴の集合体になったもの
なんだ。

（熟練看護師）その通り。ここで物理の復習をしてみようね。「蒸発」「沸騰」
「凝縮」の3つだよ。「蒸発」は水の表面で液体から気体になってゆく現象
だね。水の温度には関係なく蒸発するんだ。水の温度が高くなると水の分
子の運動が活発になって蒸発するスピードが速くなるね。そして、蒸発す
ると、水の体積は1,600倍に膨張する。

（新人看護師）はい。

（熟練看護師）水の温度が100℃になると、水は液体でいることは困難とな
って、一斉に気体になろうとするんだ。それまでは水の表面での蒸発だっ
たけど、100℃になると水の中でも蒸発するようになって、水中でブクブ

クと水泡になるよ。そして、水面に到達して、空気中に放出される。これは「沸騰」というね。「凝縮」は蒸発の逆だね。蒸気が液体に戻る状態のことだよ。大切なことは、このときに「蒸気が持っていたエネルギーが相手に伝わる」「凝縮したときに体積が1,600分の1になる」ということなんだ。

新人看護師 どうして、その2つが大切なんですか？ なんだか、奥深そうな話になってきましたね。

熟練看護師 器材に蒸気が触れると、蒸気は冷やされて、蒸気の持つ熱が器材に伝導するんだ。これを「凝縮熱（潜熱）」と言う。同時に、蒸気は凝縮するから、体積は1,600分の1になるね。具体的にいうと、一升瓶（1.8L）の蒸気は僅か1mL程度の水になってしまうんだ。すなわち、その体積の気体が消滅するため、周囲の蒸気がそこに流れ込んでくる。さらに、凝縮すると器材に熱が伝導する。この繰り返しが引き起こされるので、常に新鮮な蒸気が器材に接触して、熱が上昇し、滅菌に必要な温度まで器材の温度を上昇させることができるんだ。蒸気というのは熱を相手に伝えるのにとても優れた気体なんだよ。

Point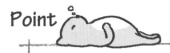

> **蒸気は器材に熱を伝えるのに優れた気体である。**

新人看護師 なーるほど。以前、「飽和蒸気」というのを聞いたことがあるけど、これは何ですか？

熟練看護師 ヤカンに水を入れた当初はヤカンの中には空気が入っているね。ヤカンに熱を加えて沸騰させると、ヤカンの内側の空気は蒸気によって押し出されて、ヤカンは蒸気のみとなるよね。これを「飽和蒸気」というんだ。これが高圧蒸気滅菌器で最も大切な要素なんだよ。

新人看護師 そうか。飽和蒸気は気体だから、様々なところに移動できるし、もし、そこで凝縮すれば熱が伝わり、その体積分の蒸気が消失し、周囲から同じ体積の蒸気がなだれ込んでくる。だから、蒸気が持っていた凝縮熱が次々と相手に伝わるんですね。

熟練看護師 その通り。だから、空気が残っていると、それが飽和蒸気の移動を邪魔するので、空気を除去しておくことが大切なんだ。

新人看護師 う～ん。空気が邪魔になるというのはいま一つわかりませんが…。

熟練看護師 滅菌するには器材の隅々に飽和蒸気が接触することが大切なんだ。接触することによって飽和蒸気は器材に熱を与えることができるでしょ。しかし、器材と飽和蒸気の間に空気が存在すると、飽和蒸気が器材に到達できない。だから、空気は可能な限り除去しなくてはならないんだ。

Point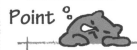

> 高圧蒸気滅菌器内の空気の存在は、飽和蒸気が器材に到達するのを妨げる。

新人看護師 そうなんだ。空気を除去しにくい状況というのはどのようなものがあるんですか？

熟練看護師 「管腔器材」と「多孔性器材」だね。これらを滅菌するときにはぜひともチャンバー内の空気を除去してほしいな。管腔器材というのは細いチューブのようなものだよ。細いチューブが入ったチャンバーに飽和蒸気を満たしても、チューブの両端から蒸気が入り込み、空気が真ん中に滞ってしまうね。すると、その部分のチューブの内壁には蒸気が接触できないから、滅菌が不十分になるんだ。盲端の管腔器材も同様で、片方から蒸気が入り込むから、盲端の内側には空気が残ったままとなり、蒸気が内壁に接触するのを妨げている。

新人看護師 なるほど。

熟練看護師 多孔性器材というのは、包帯などの繊維製品のことだよ。繊維のなかに空気がたまっていて、これが蒸気の効果を阻害してしまうんだ。

新人看護師 そうなんだ。だから、滅菌工程の前にプレバキュームで空気を除去するんですね。そのあとはどうなるのかな？ 高圧蒸気滅菌してから、蒸気を排気するんですよね。でも蒸気を排出しただけでは、器材は濡れてますよ。

熟練看護師 そう。だから、<u>再び空気を除去するんだよ</u>。これは器材を乾燥させるためだよ。

新人看護師 空気を除去すると、乾燥するんですか？？？

熟練看護師 もともと、高圧蒸気滅菌後の器材は熱くなっていて、水分を蒸発しやすい状態となっているよね。それに加えて、空気を除去することによってチャンバー内の圧力が低下し、残留する水分の沸点が低下するから、水はさらに蒸発しやすくなるんだよ。

Point。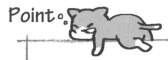

> **ポストバキュームは滅菌物を乾燥させるために行う。**

新人看護師 そうなんだ。そして、<u>最後には無菌の空気を装置内に流入させて、全工程が終わる</u>ということなんですね。

熟練看護師 まさしく、その通り。全体像がわかったかな。

新人看護師 結局、プレポストバキューム式高圧蒸気滅菌器の工程は「プレバキューム➡滅菌工程➡排気工程➡ポストバキューム」（図4）という順になり、プレバキュームは蒸気を器材に浸透させるため、ポストバキュームは器材を乾燥するために行うのですね。よくわかりました。ありがとうございます。

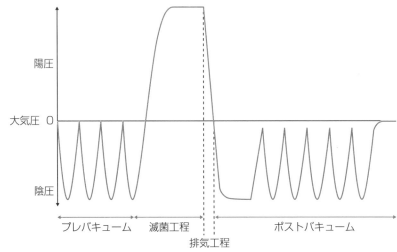

図4　プレポストバキューム式高圧蒸気滅菌器の工程

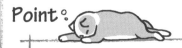

Point。

プレポストバキューム式高圧蒸気滅菌器の工程は「プレバキューム➡滅
菌工程➡排気工程➡ポストバキューム」という順になる。プレバキュー
ムは蒸気を器材に浸透させるため、ポストバキュームは器材を乾燥す
るために行う。

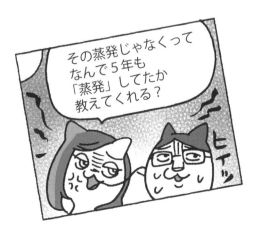

② フラッシュ滅菌器を頻用していいの？

ここで学ぶこと

①フラッシュ滅菌器は重力置換式高圧蒸気滅菌器である。緊急時のみに使用し、日常的に使用してはならない。

②フラッシュ滅菌器では管腔器材や多孔性器材を滅菌できない。インプラントも滅菌できない。非包装の単純な器具のみ滅菌できる。

③フラッシュ滅菌された器材は滅菌したら、すぐに使用する。そのため、火傷に気を付けなければならない。

④フラッシュ滅菌器はクラス N 滅菌器である。

登場人物

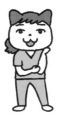

若手看護師

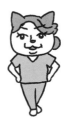

熟練看護師

若手看護師 以前、歯科クリニックにいたのですけど、そこにはフラッシュ滅菌器がとても役に立って、日常的に使用していました。とにかく、早い！ でも、こちらの病院ではフラッシュ滅菌器がほとんど使用されていないので不思議です。どうしてなのでしょうか？

熟練看護師 えっ!! 日常的にフラッシュ滅菌器を使用したって????
それは問題よ!! どこの歯科クリニック? 私は絶対に受診しないから…。

若手看護師 えっ!! どういうことですか?

熟練看護師 「フラッシュ滅菌」は「ハイスピード滅菌」とも呼ばれるけれども、私はこの名前自体に事の重大さが隠されてしまっていると思ってるの。「フラッシュ」と聞くと、なんだか、「瞬間的な輝きや躍動感」「軽快で速い動きやアクション」と言った前向きの明るいイメージを持つでしょ。また、「ハイスピード」と聞くと、「非常に速い動きや処理能力」「活気やエネルギーに満ちた状態」などと言うイメージになるわよね。これが問題なのよ。

若手看護師 そうそう。フラッシュ滅菌は迅速に滅菌できる優れものというイメージを持っていました。

熟練看護師 そうだと思った…。フラッシュ滅菌は手術中に何かの問題(うっかりして落下させてしまったなど)で汚染させてしまった手術器材に代替の器材がなく、その手術に支障がないよう緊急に滅菌する必要がある場合に、やむを得ず実施する高圧蒸気滅菌法なのよ。だから、<u>緊急使用以外では推奨されていないの</u>。実際、器材が落下したからといって、滅菌工程前の洗浄をしないということは適切ではないでしょ。

若手看護師 そうは言っても、便利だし…。

熟練看護師 これまで、ずーっと使用していたのだから抵抗感がないのね。それじゃあ、例え話をしてみようかな。

若手看護師 お願いします。

熟練看護師 災害地などで使用される簡易トイレは「仮設トイレ」と呼ばれるよね。仮設トイレは災害や緊急事態において、被災者や避難者が排泄のニーズを満たすために一時的に設置されるトイレだね。仮設トイレはぜひとも必要だけど、平時に使用することはないでしょ。通常、水洗ではなく、水を使用しないタイプのトイレが使用されているよね。いわゆる、「ぼっとんトイレ」(便器と便がたまるタンクが繋がっているトイレ)のこと

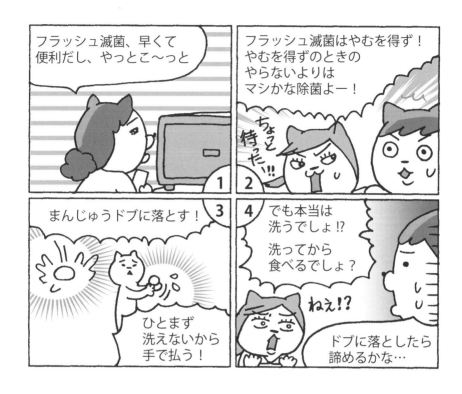

よ。やはり、「ぽっとんトイレ」は緊急時のみにして、日常的には水洗トイレの方がいいんじゃない？

若手看護師 多分、私は「ぽっとんトイレ」は使用できないと思います。考えるだけでも無理！便秘になりそう。

熟練看護師 そうよね。水洗トイレがいいわよね。フラッシュ滅菌器は「ぽっとんトイレ」のようなものなのよ。緊急時のみの使用でないとね。

若手看護師 そうなのか。でも、どうしてですか？

熟練看護師 高圧蒸気滅菌器には「プレポストバキューム式」（滅菌工程の前に、チャンバー内の空気除去を行って、蒸気を浸透させる。滅菌工程後は空気除去によってチャンバー内部の圧力を低下させ、水分の沸点を低下させて、残った水分を蒸発させる）と、「重力置換式」（空気除去の工程を

持たず、蒸気と空気の重量差を利用して、残留空気を排出する方式）があるの。

若手看護師 フラッシュ滅菌器は重力置換式ですよね。

Point

フラッシュ滅菌器は重力置換式高圧蒸気滅菌器である。

熟練看護師 その通り。プレポストバキューム式では滅菌工程の前にチャンバー内の空気を除去する。そうすれば、管腔器材や多孔性器材のような空気を含包する器材であっても、蒸気が浸透できるでしょ。

若手看護師 そうですね。

熟練看護師 一方、重力置換式のフラッシュ滅菌では空気除去の工程がないので、管腔器材や多孔性器材の空気は残り、蒸気が浸透しないので、滅菌が不十分となるのよ。また、滅菌バッグや滅菌コンテナ内には蒸気が十分浸透できないから、バッグやコンテナに入れたものも滅菌できない。すなわち、滅菌できるのは非包装の単純な器材のみなの。さらに、滅菌器を開放したときから、器材は汚染されてゆくので、フラッシュ滅菌された器材は滅菌したら、すぐに使用しなければならないのよ。また、ポストバキュームによる乾燥工程が省かれているから、器材が濡れていて再汚染のリスクもあるしね。それに加えて、高圧蒸気滅菌であることから、滅菌物も高温になるでしょ。使用者や患者が火傷することがあるの。

若手看護師 フラッシュ滅菌では「滅菌不良」「再汚染」「火傷」の問題があるということなんですね。

熟練看護師 その通り。だから、インプラントなどは絶対にフラッシュ滅菌しないでね。

Point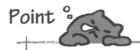

フラッシュ滅菌器では管腔器材や多孔性器材を滅菌できない。非包装の単純な器具のみ滅菌できる。

Point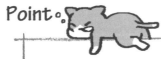

フラッシュ滅菌された器材は滅菌したら、すぐに使用する。インプラントは絶対にフラッシュ滅菌しない。

(若手看護師) フラッシュ滅菌器を使用するのは例外的な状況だけということがよくわかりました。ありがとうございました。

Column 小型高圧蒸気滅菌器の滅菌レベル

　小型高圧蒸気滅菌器の欧州規格 EN13060 ではクラス B、クラス S、クラス N という 3 種類の滅菌サイクルがあります。この中で、クラス B のみがすべての形状の材料を滅菌できます。

・クラス N 滅菌器 ［Naked Cycle］：フラッシュ滅菌器。非包装の単純な器材のみに利用できます。滅菌された器材の保管や輸送はできず、滅菌したらすぐに使用します。
・クラス S 滅菌器 ［Specific Cycle］：クラス B と N の中間の滅菌器。滅菌前に 1 回だけ空気を除去して、高圧蒸気滅菌を行います。器材の表面だけを滅菌し、内腔のある器材は滅菌できません。
・クラス B 滅菌器 ［Big Autoclave Cycle］：滅菌工程の前に数回の空気除去を行って、蒸気を浸透させます。滅菌後も空気除去を行って、残留する水分の沸点を下げて、器材を乾燥させます。管腔器材や多孔性器材を確実に滅菌します。

③ 過酸化水素低温ガスプラズマ滅菌器って何?

ここで学ぶこと

① 過酸化水素低温ガスプラズマ滅菌器は過酸化水素と高周波エネルギーを組み合わせてプラズマ状態を作り出し、そこに含まれているフリーラジカルの作用により微生物の生命機能を破壊する滅菌器である。

② 過酸化水素低温ガスプラズマ滅菌器は高温・高圧に耐えられない器材の滅菌に用いる。ただし、セルロースまたはパルプを含む製品、粉末や液体の製品、長い管腔器材は滅菌できない。

③ 過酸化水素低温ガスプラズマ滅菌器で滅菌された器材は冷ます必要がなく、手術にすぐに使用できる。最近は名称内の「低温」が外されて、「過酸化水素ガスプラズマ滅菌器」と言うようになった。

登場人物

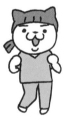

看護学生

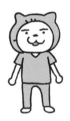

中央材料室のスタッフ

　看護学生が中央材料室のスタッフに熱心に質問しています。会話が漏れ聞こえてきますが、そのまま聞いてみましょう。

看護学生 授業で、過酸化水素低温ガスプラズマ滅菌器というのがあるって習ったのですけど、どうしても、イメージができなくって…。これについて、教えていただけますか？

中央材料室のスタッフ 過酸化水素低温ガスプラズマ滅菌器について話すね。これは、過酸化水素と高周波エネルギーを組み合わせてプラズマ状態を作り出し、そこに含まれているフリーラジカルの作用により微生物の生命機能を破壊する滅菌法だよ（図5）。プラズマが作られる温度は50〜60℃なので、高圧蒸気滅菌器のような高温にはならないよ。

看護学生 過酸化水素自体も消毒薬ですよね。その消毒効果に、プラズマの効果を加えたという感じでしょうか？

中央材料室のスタッフ そう。過酸化水素による殺菌力のほかに、プラズマ発生時に出る紫外線やフリーラジカルの作用を合わせた複合的効果ということだね。

看護学生 そうなんですね。でも、このような複雑なことをしなくても、プレポストバキューム式高圧蒸気滅菌器で滅菌すればよいのじゃないですか？

```
空気除去  ──→ ・滅菌チャンバーを高度に減圧する
   ↓
過酸化水素の注入 ──→ ・高濃度の過酸化水素液を注入する
   ↓
気化・拡散 ──→ ・過酸化水素は注入後に気化してガス状となり、滅菌チャンバー内へ
               拡散する
   ↓
低温プラズマ ──→ ・滅菌チャンバー内に高周波エネルギーを与えて、過酸化水素の低温
                 プラズマ状態を作り出す
               ・プラズマ中のフリーラジカルの作用により、微生物を殺滅する
               ・高周波エネルギーを止めるとプラズマ状態は瞬時に終了し、安全で
                 無害な水と酸素に再結合される
   ↓
空気置換 ──→ ・チャンバー内にヘパフィルター濾過した空気を送り込み、
               大気圧に戻す
```

図5　過酸化水素低温ガスプラズマ滅菌器の滅菌工程

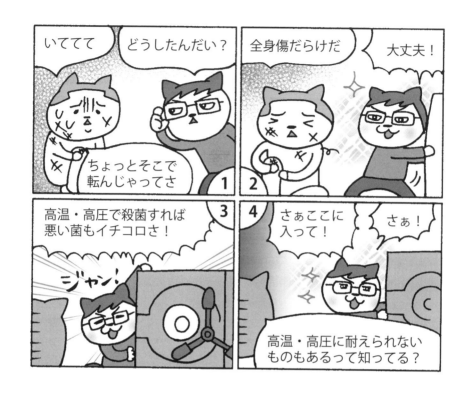

中央材料室のスタッフ もちろん、高温・高圧に耐えられる器材ならば高圧蒸気滅菌器による滅菌でいいよ。しかし、そういうことができない器材はどうしたらよいのかも考えなくちゃ。そのような器材のための滅菌器が過酸化水素低温ガスプラズマ滅菌器だよ。この滅菌器では高度精密医療機械から一般プラスチック材料まで、広範囲な器材を滅菌できるんだ。

Point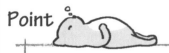

過酸化水素低温ガスプラズマ滅菌器は高温・高圧に耐えられない器材に用いる。

看護学生 そうなんだ。過酸化水素低温ガスプラズマ滅菌器で滅菌処理できないものには何があるのでしょうか?

中央材料室のスタッフ セルロースまたはパルプを含む製品だね。これは過酸化水素を吸着してしまうので滅菌できないよ。また、粉末や液体の製品も滅菌できない。過酸化水素は浸透性がないので長い管腔器材も滅菌が難しい。また、過酸化水素は有機物によって不活化するから、器材を十分に洗浄して、水分を完全に除去しておく必要があるよ。

Point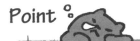

> 過酸化水素低温ガスプラズマ滅菌器ではセルロースまたはパルプを含む製品、粉末や液体の製品、長い管腔器材の滅菌はできない。

看護学生 セルロースまたはパルプを含む製品、粉末や液体の製品は過酸化水素低温ガスプラズマ滅菌器では滅菌できないんですね。よくわかりました。ところで、「ガスプラズマ」なんという名称から、とても有毒なガスが出てきそうなんですけど、大丈夫ですか?

中央材料室のスタッフ 大丈夫だよ。過酸化水素は最終的に水と酸素になることから、安全性にも優れているよ。もちろん、過酸化水素自体は酸化剤であることから、劇物としての取り扱いは必要だよ。

看護学生 そうなんですね。もう一つ質問させていただきたいんですが、「過酸化水素低温ガスプラズマ滅菌器」のなかの「低温」というのはどういうことでしょうか? 冷蔵庫のように冷えているのでしょうか?

中央材料室のスタッフ すべての滅菌工程が約50℃で運転されるので、高圧蒸気滅菌器で滅菌した器材のように冷ます必要はないよ。すなわち、滅菌後すぐに手術に使えるというわけ。もちろん、冷蔵庫のように冷えているということはないよ。高圧蒸気滅菌器のように高温ではないということを

認識してもらうために、「低温」と記載されていると思っていいよ。でも、最近は低温滅菌であることが周知されてきたので、名称内の「低温」が外されて、「過酸化水素ガスプラズマ滅菌」と言うようになってきたよ。

Point。

過酸化水素低温ガスプラズマ滅菌器で滅菌された器材は冷ます必要がなく、手術にすぐに使用できる。

看護学生 そうなんですね。それならば、私は「過酸化水素ガスプラズマ滅菌器」と呼ぶことにします。この滅菌器は給水や排水などの設備は大変そうですね。

中央材料室のスタッフ そういった問題もないんだ。給水や排水といった設備が不要で、電源が供給されれば作動できるよ。また、滅菌工程が終われば、過酸化水素は水と酸素になることから、エアーレーション（ガスの除去工程のこと）も必要ないんだ。

看護学生 そうなんですね。よくわかりました。ありがとうございます。

プラズマ

　プラズマは物質の4番目の状態といわれています。他の3つの状態とは「固体」「液体」「気体」のことです。水を例にすると、0℃以下では氷（固体）ですが、0℃を超えると水（液体）になり、100℃になると蒸気（気体）になります。そして、4番目の状態がプラズマということになるのです。

　物質は温度が上昇するにつれて、固体から液体に、液体から気体にと、状態が変化します。さらに、気体の温度が上昇すると気体の分子は解離して原子になります。もっと温度が上昇すると原子核のまわりを回っていた電子が原子から離れて、正イオンと電子に分かれます（この現象を電離といいます）。このようにして発生した荷電粒子（電気的な荷電を持つ微小な粒子）を含む気体をプラズマと呼びます。プラズマを作り出すためのエネルギーには熱だけでなく、電気、紫外線なども含まれます。

フリーラジカル

　通常、電子は2つずつ対になって原子核の周囲で同一軌道上に回っています。ここで、強いエネルギーが与えられて、電子が移動してしまうと、電子は1つになってしまいます。このような原子は、周りの原子や分子から電子を奪おうとするので、電気的に非常に不安定であり、反応性が極めて強いのです。この原子をフリーラジカルと呼びます。

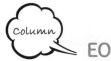

EOG 滅菌

　高圧蒸気滅菌できない器材には過酸化水素低温ガスプラズマ滅菌や EOG 滅菌が行われています。EOG 滅菌では酸化エチレンガス（ethylene oxide gas）が用いられていますが、このガスには毒性、可燃性、爆発性があり、さらに発がん性も疑われています。また、EOG 滅菌した器材では酸化エチレンガスやその副生成物（エチレングリコールなど）が残留し、保管中にそれらが大気中に出てくる可能性も指摘されています。

　EOG 滅菌を実施するには「特定化学物質障害予防規則（特化則）」を遵守することが求められています。しかし、特化則を遵守していたとしても、ヒューマンエラーなどによってスタッフが酸化エチレンガスに曝露することがあります。実際、人的被害[1] が報告されていることから十分な対応が必要です。そのため、EOG 滅菌については、院内滅菌から院外への委託滅菌に移行することが望ましいと言えます。

［文献］
1) 厚生労働省. 職場の安全サイト. 病院内でエチレンオキシドガス滅菌器での滅菌作業中にエチレンオキシドガス中毒.
https://anzeninfo.mhlw.go.jp/anzen_pg/SAI_DET.aspx?joho_no=101496（2023 年 12 月閲覧）

④ ウォッシャーディスインフェクターは便利だ！

ここで学ぶこと

① ウォッシャーディスインフェクターの工程は「予備洗浄➡本洗浄➡中和➡すすぎ➡熱水消毒➡乾燥」である。

② 器材が「骨片や熱凝固した組織片などが付着しているとき」「汚染が長時間放置されていたとき」「ポビドンヨードなどの消毒薬がべったりついているとき」にはウォッシャーディスインフェクターに入れる前に前洗浄する。

登場人物

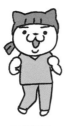

看護学生

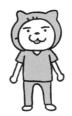

中央材料室のスタッフ

看護学生が中央材料室の見学に来ました。彼らの会話を聞いてみましょう。

看護学生 こんにちは、今日は実習の一環として中央材料室を見学することになりました。よろしくお願いいたします。

中央材料室のスタッフ こちらこそ、よろしく。ここの機器のなかで、何か興味を持てるものはあるかな？

看護学生 ウォッシャーディスインフェクター（washer disinfector）です。カタカナが多いので、これはいったい何だという感じです。

中央材料室のスタッフ 機能としては家庭用食器洗浄器に似ているかもしれないね。高圧水流と熱い水を使って洗い流しているから…。

看護学生 そうなんですか。カタカナでなくて、漢字で表現してもらった方がわかりやすいですね。例えば、医療用洗浄消毒器とか…。

中央材料室のスタッフ そうだね。少し説明してみようかな。工程としては「予備洗浄➡本洗浄➡中和➡すすぎ➡熱水消毒➡乾燥」と言った順だよ（図6）。「予備洗浄」では血液などの蛋白汚れが固まらないように最初に40℃以下の水で洗浄して、汚れのほとんどを洗い落とすんだ*。そして、「本洗浄」では洗浄剤を添加して、熱湯を用いるよ。このときの温度が40～60℃であれば中温洗浄、60～90℃であれば高温洗浄というんだ。ここでアルカリ性洗浄剤を使用すると、そのままでは器材が腐食してしまうので「中

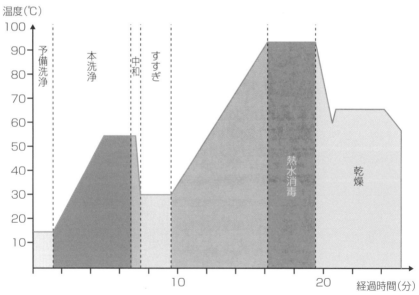

図6 ウォッシャーディスインフェクターの工程

「和」する。そして、「すすぎ」をするんだ。これによって残留した汚れを洗い流す。通常、2回以上のすすぎが行われているよ。

＊註：予備洗浄で50℃以上の温水を用いると、汚染が器材に固着してしまう。

看護学生 そうなんですね。

中央材料室のスタッフ その後に、「熱水消毒」する。消毒では90〜95℃の熱水や蒸気で1〜10分程度消毒するよ。時間と温度は洗浄する器材によって決めることになる。最後に、「乾燥」させる。器材に水分が残留していると、錆が発生したり、細菌が増殖しやすくなるからね。

Point

> ウォッシャーディスインフェクターの工程は「予備洗浄➡本洗浄➡中和
> ➡すすぎ➡熱水消毒➡乾燥」である。

看護学生 やはり、工程としては家庭用食器洗浄器みたいですね。

中央材料室のスタッフ ウォッシャーディスインフェクターの優れていることは、熱水や蒸気を使用することだね。だから、有害な生成物はないんだ。また、自動化されているので、用手洗浄を省略できる。これによって、鋭利物を手洗いする際の切創事故を防止することができるでしょ。また、洗浄と消毒が同時に実施できるという利点もある…。

看護学生 手術室などから持ち込まれた器材はいきなり、ウォッシャーディスインフェクターに入れればいいんですか？

中央材料室のスタッフ そうではないんだな。機械洗浄のみでは洗浄できない器材があって、そのような器材については前洗浄が必要なんだ。例えば、器材が「骨片や熱凝固した組織片などが付着しているとき」「汚染が長時間放置されていたとき」「ポビドンヨードなどの消毒薬がべったりついているとき」には前洗浄して、それらを取り除く必要があるね。

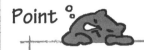
器材が「骨片や熱凝固した組織片などが付着しているとき」「汚染が長時間放置されていたとき」「ポビドンヨードなどの消毒薬がべったりついているとき」にはウォッシャーディスインフェクターに入れる前に前洗浄する。

看護学生 へえ〜。やはり、どこにでも例外というのはあるんですね。ところで、ウォッシャーディスインフェクターはどのような器材に使用できるのですか？

中央材料室のスタッフ 耐熱性の器材だよ。外科用器材や麻酔チューブなんかだね。ここで質問するよ。ウォッシャーディスインフェクターと家庭用食器洗浄器の違いは何かわかるかな。

看護学生 同じ感じがするんですが…。

中央材料室のスタッフ ウォッシャーディスインフェクターでは最初に予備洗浄があったよね。これは血液などの蛋白汚れが固まらないようにするためだった。しかし、家庭用食器洗浄器は蛋白汚れではなく、油汚れを落とすことを目的としているから予備洗浄機能がないんだよ。また、洗剤も、蛋白を落とすか、油汚れを落とすかの違いがあるね。もちろん、ウォッシャーディスインフェクターは蛋白を落とし、家庭用食器洗浄器は油汚れを落とすよ。そして、家庭用食器洗浄器には熱水消毒機能（90〜95℃の熱水や蒸気）は搭載されていない。そのような違いがあることは知っておいてね。

看護学生 よくわかりました。ありがとうございます。

A₀ 値（A naught value）

　A₀値はウォッシャーディスインフェクターにおいて重要な概念であり、「A ノート」と言います。これを解説するためには、A 値、D 値、Z 値について説明しなくてはなりません。A 値は「80℃で微生物をある一定レベルで不活化するために必要な秒数」です。D 値は「微生物数を 10 分の 1 に減少させるために必要な時間」です。D 値が長いほど、微生物を消毒・滅菌することは困難になります。逆に、D 値が短いほど、微生物を消毒・滅菌することは容易です。Z 値は「D 値を 10 倍変化させるために必要な温度変化」です。
　「Z 値＝ 10℃」である微生物が所定の死滅率に達するための 80℃での秒数が A₀値です。A₀値 600 は、80℃では 600 秒なので、70℃では 10 倍の 6,000 秒、90℃では 10 分の 1 の 60 秒で同等の消毒レベルに到達することになります。A₀値を用いると様々な熱水消毒の条件を一つのパラメータで定義できます。例えば、各国で使用される熱水消毒の条件を比較したり、医療機器ごとに必要とする熱水消毒のレベルを提示するために役立ちます。ウォッシャーディスインフェクターは A₀値 3,000 を達成できなければなりません。

ベッドパンウォッシャー（bedpan washer）

　ベッドパンウォッシャーはフラッシャーディスインフェクター（flasher disinfector）とも呼ばれており、尿や便が入ったままの汚物容器を洗浄する装置です。これは温水および蒸気により簡便に洗浄・消毒する装置であり、処理工程は「洗浄」「消毒」「乾燥」の 3 工程に大別されます。消毒基準は A₀値 60 が求められています。

⑤ 滅菌インジケータは奥深い！

ここで学ぶこと

①滅菌インジケータには化学的インジケータおよび生物学的インジケータがある。

②化学的インジケータにはタイプ1から6まである。

③生物学的インジケータは各滅菌法に適した芽胞菌を用いて、滅菌効果を確認する。

④管腔器材や多孔性器材のように蒸気などの気体が届きにくい器材が本当に滅菌されているかどうかを確認するためにPCD（プロセス チャレンジ デバイス）を用いる。

登場人物

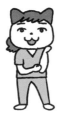

若手看護師

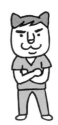

感染管理認定看護師

若手看護師 〈心の中〉明日から手術室に配属になるから、滅菌について勉強しようと思って本を読んだら、そこに化学的インジケータ（chemical indicator：CI）と生物学的インジケータ（biological indicator：BI）の記載があった。その解説を読んだけど、何となくわかる感じがする程度かな。

この際、しっかりと理解しなくてはと思う。感染管理認定看護師の先輩が
いるので、質問してしまおう。先輩…、化学的インジケータと生物学的イ
ンジケータについての質問なんですが、いいですか？

感染管理認定看護師 やあ。お久しぶり。滅菌インジケータについて知りた
いなんて、きみも立派になったね。それで、何が知りたい？

若手看護師 専門書を読んでいたら、滅菌器では物理的パラメータ、生物
学的インジケータ、化学的インジケータが重要と書いてありました。物理
的パラメータは滅菌器の付属計器類（温度計、圧力計、時計など）の記録
で、これによって運転ごとの適切な条件達成が監視できますね。記録紙に
は滅菌温度・圧力・時間などの情報が記載されています。これらについて
は何とか理解できるのですが、問題は化学的インジケータと生物学的イン
ジケータなんです。そもそも、これらは何のためにあるのですか？

感染管理認定看護師 そうだな。例え話をするとわかりやすいかな。きみは
ノンアルコールビールを飲んだことある？

若手看護師 あります。本物のビールとほとんど見分けがつかないけど、
飲むと少し違いを感じるかも。

感染管理認定看護師 例えば、自家用車で行ったレストランで、ノンアルコ
ールビールが出てきたら、どうする？ 店の人が間違えて本物のビールを
グラスに入れて持ってきたら、帰りは飲酒運転になってしまうよ。

若手看護師 大丈夫です。お店の方も気を利かせて、グラスの横にノンア
ルコールビールのボトルを置いてくれるから、それを確認してから飲みま
すので…。

感染管理認定看護師 そうだね。見かけで区別がつかないから、それがノン
アルコールビールであることを示す目印がほしいよね。それを確認してか
ら、飲むのが適切だね。滅菌も同じだよ。滅菌済の器材と未滅菌の器材は
見かけでは区別がつかないから、それを確認できる目印がほしいよね。

若手看護師 そのような目印が、滅菌インジケータなのですね。そして、
生物学的インジケータと化学的インジケータがあるんですね。たしか、化

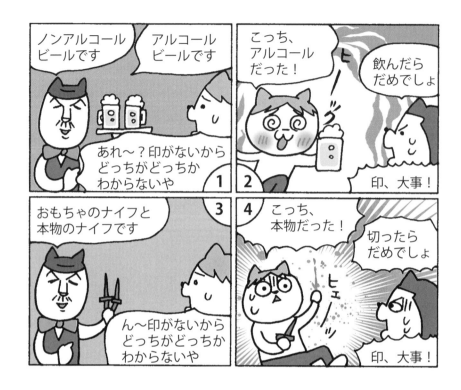

学的インジケータはタイプ1から6まであって、ごちゃごちゃしていますけど、タイプの数字が大きければ性能がよいですよね？

■化学的インジケータ

感染管理認定看護師 そうではないんだ。確かに、化学的インジケータにはタイプ1から6まであるけど、タイプの数字の大小は性能の優劣を意味するものではなく、使用用途に応じて分類されているんだ（表1）。順に説明するね。

表1　化学的インジケータのタイプ分類

タイプ1	器材が滅菌工程を通過したか否かを確認する。
タイプ2	ボウイ&ディックテスト。真空式蒸気滅菌器中の空気排除と蒸気の浸透を確認する。
タイプ3	滅菌条件の一つに反応する。
タイプ4	二つ以上の滅菌条件に反応する。
タイプ5	すべての滅菌条件に反応する。
タイプ6	すべての滅菌条件に反応する。合格条件と不合格条件の条件幅が最も狭い。

Point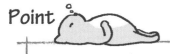

化学的インジケータにはタイプ1から6まである。

感染管理認定看護師 まず、タイプ1だけど、これは器材が滅菌工程を通過したか否かを区別するためのインジケータ。その役割は「器材をパッと見て滅菌工程が通過したか否かを知らせる」ということなんだ。だから、包装材の外部に貼り付けるよ。包装外部用インジケータとも言われているよ。

Point

化学的インジケータのタイプ1は器材が滅菌工程を通過したか否かを知らせる。

若手看護師 アー、あれですね。包装外部にテープのように貼ってあって、滅菌工程を通過すれば変色するやつ。確かに、パッと見て、すぐにわかり

ますよね。

感染管理認定看護師 タイプ2はボウイ・ディックテスト（Bowie-Dick test：BDテスト）だね。真空式高圧蒸気滅菌器の空気排除と蒸気の浸透を確認するテストだよ。だから、毎日、真空式高圧蒸気滅菌器の運転開始前に実施して合格を確認しなければならないんだ。

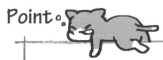

Point。

化学的インジケータのタイプ2はボウイ・ディックテストのことであり、真空式高圧蒸気滅菌器の空気排除と蒸気の浸透を確認する。

若手看護師 あれね、きっと。プレゼントの箱みたいになっていて、その中にはテストシートが入っているやつ。テストシートが均一に変色すれば合格でしたよね。あんなのを誕生日のプレゼントにもらったら、がっくりしそう。

感染管理認定看護師 それはディスポタイプのボウイ・ディックテストのことだね。僕も同感で、がっくりするかも。昔は、スタッフが作製したタオルパックにテストシートを挟んでテストしていたんだ。だけど、タオルを使用したボウイ・ディックテストではスタッフの作業の質にばらつきがあったし、手間もかかったから、現在はディスポタイプの製品が使われることが多いんだ。

若手看護師 それでは、タイプ3〜6とはなんですか？

感染管理認定看護師 タイプ3〜6は各包装材の内部に挿入して内部の処理条件を確認するので、包装内部用インジケータと呼ばれているよ。これも順に説明するね。タイプ3は滅菌条件の一つに反応するインジケータで、タイプ4は二つ以上の滅菌条件に反応するインジケータ、そして、タイプ5はすべての滅菌条件に反応するインジケータだよ。タイプ6はすべての

滅菌条件に反応し、かつ、特定の滅菌条件を精度よく感知するインジケータなんだ。

（若手看護師）う～～ん。まだ、よくわからない。そもそも滅菌条件って何ですか？

（感染管理認定看護師）滅菌条件は「重要プロセス変数」とも言われていて、高圧蒸気滅菌器では温度、時間、湿熱（水分を含んだ熱）の3つがあるんだ（表2）。このいずれが欠けても滅菌は達成できないから、これらすべてを検知するインジケータが求められるよね。だから、タイプ3はほとんど使われていないんだ。

（若手看護師）それならばタイプ4～6の区別はどうなっているのですか？

（感染管理認定看護師）タイプ4というのは二つ以上の滅菌条件に反応することになっているけど、実際にはすべてに反応している。だから、タイプ4～6の違いは滅菌条件のなかの時間と温度について、合格のための許容範囲が異なっているということなんだ。そして、タイプの数字が大きくなるにつれ、許容範囲が小さくなっているんだ。

（若手看護師）そうなんですね。

（感染管理認定看護師）言い換えれば、高圧蒸気滅菌用の化学的インジケータとしては、タイプ4、5、6があり、タイプ4と5は広い滅菌条件に使える汎用タイプ、タイプ6は特定の滅菌条件を満たしたときだけ合格となる特

表2　滅菌器と滅菌条件と化学的インジケータのタイプ

滅菌器	高圧蒸気滅菌器	過酸化水素ガス滅菌器*
滅菌条件	温度・時間・湿熱	温度・時間・ガス濃度
タイプ1	○	○
タイプ2	○	該当なし
タイプ3	使用されていない	使用されていない
タイプ4	○	○
タイプ5	○	該当なし
タイプ6	○	該当なし

* 過酸化水素低温ガスプラズマ滅菌器および過酸化水素ガス滅菌器

殊タイプなんだ。

(若手看護師) うーん。難しい…。

(感染管理認定看護師) 例え話で説明すると、弓道の的だね。弓道で用いられている的は直径が36センチほどだけど、これをだんだん小さくしていった感じ。的が36センチ、24センチ、12センチと小さくなると「中り」の条件*は厳しくなるよね。的のサイズが狭くなってゆくといったイメージがタイプ4、5、6と思っていいんだ。

*註：弓道では矢が的に当たることを「中り」という。

(若手看護師) 弓道の的に例えると、わかりやすいですね。

(感染管理認定看護師) 高圧蒸気滅菌器ではタイプ4よりも、タイプ5またはタイプ6が望ましいね。タイプ5は生物学的インジケータとの相関が求められていて、変色の条件が生物学的インジケータの死滅条件を満たしている。タイプ6は、限定された滅菌工程が対象で、テストシートに記載してある条件と滅菌条件を合わせなければならない。例えば、「高圧蒸気滅菌134℃ 18分」専用といった感じ。タイプ6には汎用性がないので、タイプ5が好まれるかもしれないね。

(若手看護師) なるほど。

(感染管理認定看護師) さきほど表2で示したように、現在、高圧蒸気滅菌ではタイプ1、2、4〜6が利用できて、過酸化水素低温ガスプラズマ滅菌器や過酸化水素ガス滅菌器ではタイプ1とタイプ4が利用できるよ。

Point。

化学的インジケータのタイプ4と5は広い滅菌条件に使える汎用タイプであり、タイプ6は特定の滅菌条件を満たしたときだけ合格となる特殊タイプである。タイプ5は生物学的インジケータとの相関が求められている。

若手看護師 そうなんですね。化学的インジケータについては理解しました。今度は生物学的インジケータについて教えてください。

■生物学的インジケータ

感染管理認定看護師 生物学的インジケータは滅菌効果を確認するための信頼性の高い試験方法だよ。各滅菌法に適した芽胞菌（当該滅菌法に対して強い抵抗性を持つ芽胞菌）を使用しているんだ。例えば、高圧蒸気滅菌や過酸化水素低温ガスプラズマ滅菌器や過酸化水素ガス滅菌では *Geobacillus stearothermophilus*、酸化エチレンガス滅菌では *Bacillus atrophaeus* が使用されてるよ。

Point

> 生物学的インジケータでは各滅菌法に適した芽胞菌を用いて、滅菌効果を確認する。

若手看護師 そうなんですね。よくわかりました。ところで、PCDって聞いたことがありますが、何でしたでしょうか？

■ PCD (Process Challenge Device)

感染管理認定看護師 PCDはインジケータを入れた容器と思っていいよ。日本語では「工程試験用具」と言われているね。ここでもう一つ例え話をしようか。子どものころ「かくれんぼ」で遊んだことあるでしょ。

若手看護師 あ〜、思い出した。鬼の役の子どもが目をふさいでいる間に、子の役の子どもが隠れて、後に鬼がそれを見つけだす遊びでしょ。

感染管理認定看護師 そう。かくれんぼのとき、田んぼ道の真ん中に立っている子どもと、ほら穴の奥に隠れている子どもとでは、どちらが見つけに

くいかな。

若手看護師 当然、ほら穴の奥に隠れている子どもです。

感染管理認定看護師 ほら穴の奥に隠れているような子どもさえ見つけることができれば、他の子どもはすべて、見つけているよね。きっと。

若手看護師 そうですね。

感染管理認定看護師 高圧蒸気滅菌も同じだよ。高圧蒸気滅菌では、蒸気が器材のすみずみまで到達する必要があるよね。器材の外表面に比較して、管腔器材の中では蒸気が届きにくいので、そのようなところは滅菌不良になりやすい。だから、管腔器材に模したデバイスの中に滅菌インジケータを置いてテストするのが適切だね。すなわち、「かくれんぼ」のほら穴の役目をしているのがPCDなんだ。もちろん、滅菌処理後は、インジケータをPCDから取り出して結果を判定するよ。

若手看護師 管腔器材が本当に滅菌されたかどうかを確認するために、管腔の形をした容器に滅菌インジケータを入れてテストするんですね。その容器がPCDなんだ。

感染管理認定看護師 その通り。PCDにはホローロード型とポーラス型があってね。ホローロード型は管腔器材を模して、ポーラス型は多孔性器材（リネンやタオルなど）を模している。そして、PCDには化学的インジケータだけでなく、生物学的インジケータも同時に入れることがあるよ。

Point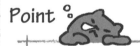

> 蒸気などの気体が到達しにくい器材が本当に滅菌されたかどうかを確認するためにPCDを用いる。

若手看護師 とっても、よくわかりました。ありがとうございます。

●参考図書・文献

・大久保憲ほか編. 消毒と滅菌のガイドライン 改訂第4版. 東京, へるす出版, 2020, 210p.

・矢野邦夫訳. CDC最新ガイドラインエッセンス集〈2〉（GLOBAL STANDARD SERIES）. 大阪, メディカ出版, 2002, 297p.

・日本医療機器学会. 医療現場における滅菌保証のガイドライン 2021.
https://www.jsmi.gr.jp/wp/docu/2021/10/mekkinhoshouguideline 2021.pdf（2023年12月閲覧）

・小林寛伊指導, 大久保憲監修. 消毒薬テキスト第5版.
https://www.yoshida-pharm.co.jp/infection-control/text/（2023 年12月閲覧）

・CDC. Guideline for disinfection and sterilization in healthcare facilities, 2008
https://www.cdc.gov/infectioncontrol/pdf/guidelines/ disinfection-guidelines-H.pdf（2023年12月閲覧）

●著者略歴

矢野邦夫（やの　くにお）

浜松市感染症対策調整監 兼 浜松医療センター 感染症管理特別顧問

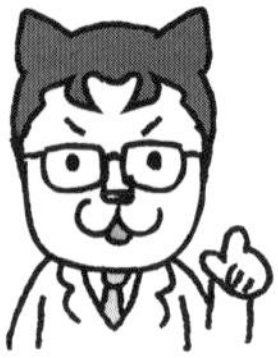

略歴

1981年 3月　名古屋大学医学部卒業
1981年 4月　名古屋掖済会病院
1987年 7月　名古屋第二赤十字病院
1988年 7月　名古屋大学 第一内科
1989年12月　米国フレッドハッチンソン癌研究所
1993年 4月　浜松医療センター
1996年 7月　米国ワシントン州立大学感染症科 エイズ臨床短期留学
　　　　　　米国エイズトレーニングセンター臨床研修修了
1997年 4月　浜松医療センター 感染症内科部長
1997年 7月　同上　衛生管理室長
2008年 7月　同上　副院長
2020年 4月　同上　院長補佐
2021年 4月　浜松市感染症対策調整監（現職）
　　　　　　浜松医療センター 感染症管理特別顧問（現職）

医学博士　ICD
感染症専門医　抗菌化学療法指導医
日本内科学会認定医
日本エイズ学会　認定医・指導医
日本感染症学会 評議員
日本環境感染学会 評議員
産業医

著書

ねころんで読めるウィズコロナ時代の感染対策（メディカ出版）、もっともっとねころんで読める抗菌薬（メディカ出版）、ますます！ねころんで読めるCDCガイドライン（メディカ出版）、CDCガイドラインの使い方（メディカ出版）など多数

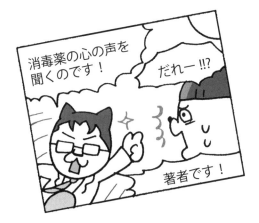

ねころんで読める消毒薬
―「実は知らない」が満載! 消毒薬の入門書

2024年4月5日発行　第1版第1刷
2024年9月10日発行　第1版第2刷

著　者　矢野 邦夫

発行者　長谷川 翔

発行所　株式会社メディカ出版
　　　　〒532-8588
　　　　大阪市淀川区宮原3-4-30
　　　　ニッセイ新大阪ビル16F
　　　　https://www.medica.co.jp/

編集担当　江頭崇雄／山形 梢
装　　幀　市川 竜
イラスト　藤井昌子
組　　版　株式会社明昌堂
印刷・製本　日経印刷株式会社

ISBN978-4-8404-8483-1　　Printed and bound in Japan

当社出版物に関する各種お問い合わせ先（受付時間：平日9：00〜17：00）
●編集内容については、編集局 06-6398-5048
●ご注文・不良品（乱丁・落丁）については、お客様センター 0120-276-115